대한민국 최고의 명의가 들려주는

뇌졸중

SNUH
서울대학교병원
Health+

대한민국 최고의 명의가 들려주는

뇌졸중

초판 1쇄 발행 2024년 12월 30일

지은이 이승훈 · 양욱진

펴낸곳 서울대학교출판문화원
주소 08826 서울 관악구 관악로 1
도서주문 02-889-4424, 02-880-7995
홈페이지 www.snupress.com
페이스북 @snupress1947
인스타그램 @snupress
이메일 snubook@snu.ac.kr
출판등록 제15-3호

ISBN 978-89-521-3920-7 04510
978-89-521-1498-3 (세트)

SNUH
서울대학교병원
Health+

대한민국
최고의 명의가
들려주는

뇌졸중

이승훈 서울대학교병원 신경과 교수
양욱진 서울아산병원 신경과 촉탁임상조교수

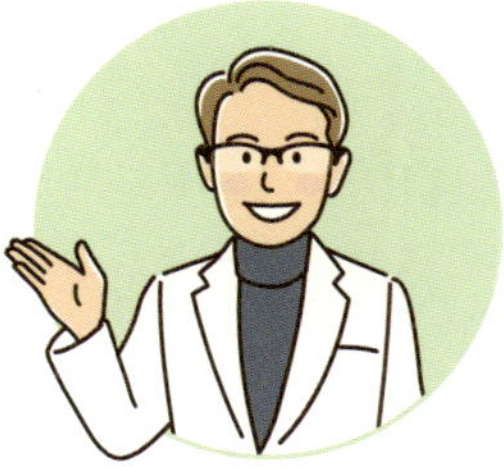

서울대학교출판문화원

발간사

첨단 지식정보화 사회에 들어 눈부신 의학 발전에도 불구하고 여전히 병마와 싸우는 수많은 환자들이 있기에 우리는 한시도 마음이 편할 수가 없습니다.

서울대학교병원 Health⁺ 시리즈는 정보의 홍수 시대에 근거가 빈약한 의학 정보가 무분별하게 난무하는 상황에서 의학적 근거와 기준을 제시하며 표준화된 건강 정보를 제공하고자 기획되었습니다.

특히 이 시리즈는 위암을 시작으로 유방암, 간암, 췌장암 등 다양한 암 질환과 각종 질병까지 의료진이 오랜 기간 걸쳐 축적해 온 경험과 의학 지식을 알기 쉽게 풀어 내고 있습니다. 또한 각 질환별로 증상, 진단, 치료, 재활, 건강관리 등 환자들이 궁금해하는 점을 중심으로 일반인들도 이해하기 쉽게 구성되어 있습니다.

무엇보다 이 시리즈를 통해 서울대학교병원 최고 명의

들이 건강과 질병에 대한 전문 지식을 국민들과 함께 공유함으로써, 국가중앙병원으로서 국민 건강관리의 올바른 방향을 제시하고 평생 건강을 계획하며 관리할 수 있게 된 것은 정말 소중한 일이 아닐 수 없습니다. 더욱이 독자들의 관심과 요구에 부응하여 Health⁺ 시리즈를 다양한 질병으로 확장해 발간하게 되어 기쁘게 생각합니다.

이 책의 발간에 수고를 아끼지 않은 원고 집필 교수진과 서울대학교출판문화원 편집진에게 감사를 드리며, Health⁺ 시리즈 발간이 우리 모두의 건강한 미래를 밝히는 소중한 길잡이로서 국민 모두가 더욱 건강하고 행복한 삶을 영위해 나가는 뜻깊은 계기가 되기를 기대합니다.

서울대학교병원장

이 책을 펴내며

뇌졸중은 일상에서 언제든 발생할 수 있는 질환입니다. 갑작스럽게 발병하면 환자와 가족 모두 두려움에 사로잡혀 어떻게 대처해야 할지 몰라 혼란스러워합니다. 그러나 적절한 예방과 초기 대처, 그리고 체계적인 재활 과정을 충실히 이행하면, 뇌졸중도 충분히 관리하고 극복할 수 있습니다.

이 책은 뇌졸중을 겪은 환자와 가족, 그리고 이를 예방하고자 하는 모든 분을 위해 마련되었습니다. 뇌졸중이 무엇인지, 왜 발생하는지, 그리고 어떻게 하면 예방할 수 있는지 알기 쉽게 설명하는 데 중점을 두었습니다.

뇌졸중 예방의 핵심은 일상 속에서 위험 요인들을 꾸준히 관리하는 것입니다. 이 책은 고혈압, 당뇨병, 고지혈증, 흡연 등 주요 위험 요인을 관리하고 생활 습관을 개선하기 위한 실질적인 조언을 제공합니다.

뇌졸중이 발생하면 초기 증상을 빠르게 인지하고 신속

하게 대응하는 것이 필수적입니다. 초기 대응이 빠르면 빠를수록 적절한 응급치료를 받을 기회가 많아져 회복 가능성을 높일 수 있습니다. 이 책은 뇌졸중 가능성이 높은 증상을 어떻게 구분할 수 있는지는 물론, 발병 후 병원 이송, 초기 치료 과정, 재발 예방을 위한 사후 관리와 기능 회복을 위한 재활 치료 등에 대해 포괄적으로 설명합니다.

뇌졸중에 걸렸다고 인생이 끝나는 것은 아닙니다. 적절한 대처와 재활을 하면 일상으로 복귀할 수 있습니다. 이 책이 환자와 가족들에게 희망찬 미래로 나아가는 길잡이 역할을 할 수 있길 바랍니다.

2024년 12월

이승훈·양욱진

차례

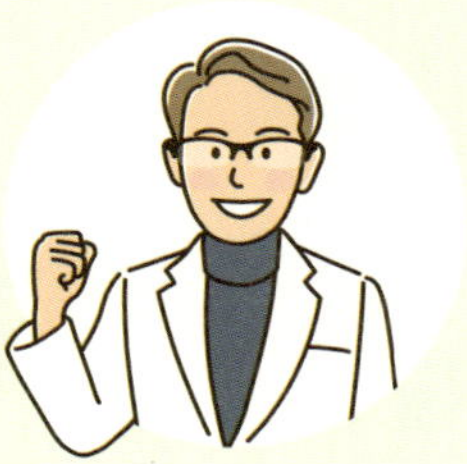

Health

STROKE

01 뇌졸중이란?

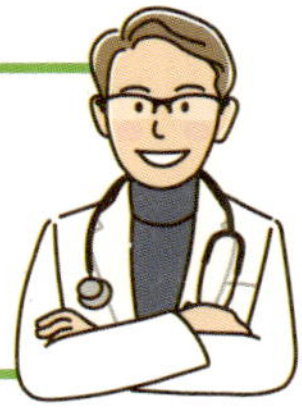

우리나라 사람이 가장 무서워하는 질환이 뇌졸중이란다. 뇌졸중은 정말 예방하기 쉬운 질환인데 일반인들이 뇌졸중을 가장 무서워한다니, 뇌졸중에 대해 제대로 알려야겠다는 생각이 든다. 우선, 뇌졸중이 무엇인지부터 알아보자.

뇌졸중은 전 세계적으로 막대한 사회적 비용을 발생시키는 주요 질병 중 하나다. 연간 수조 원의 경제적 부담이 들고, 5분마다 뇌졸중으로 인해 누군가는 새로운 삶의 도전에 직면한다. 뇌졸중이란 간단히 말해 뇌혈관에서 발생한 문제로 인해 발생하는 뇌의 갑작스러운 손상을 의미한다. 이 손상은 외부적 충격이 아니라 내부적 요인에 의해 자발적으로 발생한다. 뇌혈관의 주요 기능은 뇌 조직에 필요한 산소와 영양소를 공급하는 것인데, 뇌혈관에 갑자기 문제가 생기면 이 기능을 하지 못해 뇌 조직이 괴사하거나 파괴된다.

뇌졸중은 크게 뇌경색과 뇌출혈로 나뉜다. 뇌경색은 갑자기 혈관이 막혀 뇌 조직에 혈액이 도달하지 못하는 상황이고, 뇌출혈은 뇌혈관이 터져 뇌 내부 혹은 외부에 출혈이 생기는 상황을 말한다. 두 유형의 발생 원인과 치료 방법이 상당히 다르기 때문에 초기에 정확하게 진단하는 것이 매우 중요하다.

뇌졸중은 멀쩡한 뇌에서 어느 날 갑자기 생기는 질환이 아니다. 혈관에 문제를 일으키는 위험 요인이 수십 년 동안 뇌혈관에 물리적·화학적 스트레스를 주면서 '동맥경화증'이라는 혈관 변성을 만든다(물론 동맥경화증이 없어도 뇌졸중은 일어날 수 있으나, 이 책이 일반인을 대상으로 하다 보니 약간 단정적인 표현이 들어가는 것을 이해하기 바란다. 그래도 동맥경화증은 뇌졸중의 약 60~70퍼센트를 차지하는 가장 중요한 중간 단계다). 여기에서 말하는 위험 요인은 고혈압, 당뇨병, 고지혈증, 흡연, 비만, 운동 부족 등 주로 생활 습관과 관련된 것이다. 또한 가족력, 연령, 성별 등의 요인도 뇌졸중 발생 위험을 높일 수 있다. 특히 고혈압은 뇌출혈과 뇌경색 모두에 중요한 위험 요인으로 작용한다.

뇌졸중은 뇌 조직이 파괴되어 원래 기능을 소실하는 것으로 증상이 나타난다. 갑작스러운 의식 소실, 한쪽 팔이나 다리의 마비 혹은 약화, 언어 장애, 시야 장애 등 증상이 매우 다양하다. 이처럼 증상이 다양한 이유는 뇌가 우리 몸의 모든 기능을 책임지거나 관할하기 때문이다.

뇌졸중은 응급 상황이므로 이러한 증상이 나타나면 즉시 응급치료가 가능한 의료기관을 방문해야 한다. 뇌졸중 치료는 손상 위험에 처한 뇌 조직을 구하고, 추가적인 뇌 손상을 방지하며, 이후 뇌 기능의 회복을 목표로 한다. 아주 초기에는 뇌경색의 경우 혈전용해제 투여나 혈전제거술로 원인이 되는 혈전을 없애기도 하고, 뇌출혈의 경우 출혈을 멈추고 혈액을 제거하는 시술이나 수술을 하기도 한다.

또한, 뇌졸중은 거의 대부분 예방할 수 있고, 상당 부분 치료가 가능하다. 뇌졸중을 예방하려면 생활 습관을 개선하고, 정기적으로 건강검진을 해서 위험 요인을 조기에 관리하며, 뇌졸중의 증상을 미리 알아 두어 응급 상황에 적절히 대응하는 것이 중요하다.

Memo

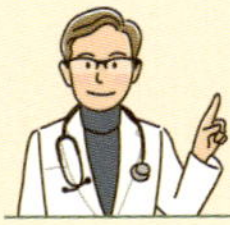

뇌졸중의 어원

'뇌졸중(腦卒中)'은 한국인에게 다소 낯선 한자 조합으로 이루어져 있다. '졸'은 군사 용어 등에서 주로 사용되며, '중'은 보통 '가운데'나 '중간'을 의미한다. 합하면 '뇌의 가운데에서 갑자기 발생한다'라는 의미가 되어 정확히 이해하기 어렵다. 그러나 여기서 '졸'은 '갑자기'를 의미하고, '중'은 '타격을 받는다'라는 뜻으로 사용된다. 결국 '뇌졸중'은 내부적 원인으로 뇌가 갑작스럽게 손상되는 상황을 지칭한다고 할 수 있다. 또한 '졸'을 끝난다는 뜻으로 해석해, '뇌가 끝나는 중'이라고 이해하기도 한다.

의학 용어 중에서 '중'으로 끝나는 병명은 뇌졸중이 유일해, 처음 접할 때 많은 사람이 생소해한다. 실제로 이 용어의 기원이나 역사에 대해 설명해 주는 교수는 별로 없다. 국내 의사로서 최초로 의과대학(순천향의과대학)과 종합병원(순천향대학교부속병원)을 세운 서석조 선생님이 이 용어를 국내에 처음 소개했다.

'뇌졸중'은 일제강점기에 만들어진 수많은 일본식 한자 합성어 중 하나로 우리나라에 도입되었다. 그 시절 근대화되지 않았던 한국은 새로운 문화에 맞는 적절한 용어가 필요했고 일본의 영향으로 많은 용어가 만들어졌다. 뇌졸중도 이런 배경에서 탄생했다. 널리 사용되던 '중풍'이라는 용어 대신 근대

의학에서는 '뇌졸중'이라는 새로운 용어를 선택한 것이다. 이후 1990년대 들어 뇌졸중이라는 용어가 공식적으로 사용되기 시작해, 지금은 널리 알려져 있다.

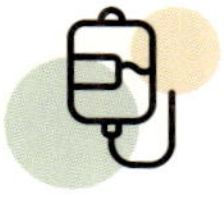

Health

STROKE

02 뇌와 뇌혈관의 구조 및 기능

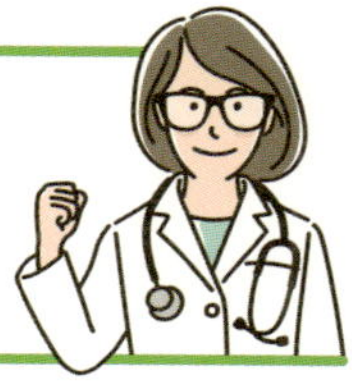

뇌의 구조와 기능

활동적인 순간들, 예를 들어 학습이나 업무, 스포츠 관람이나 직접적인 신체 활동을 하는 동안에도 우리 뇌는 끊임없이 활동한다. 이때 뇌 내부의 구체적인 부위와 화학 물질들이 특정 작업을 수행하고 있으나, 이 과정은 우리의 의식적 인지를 벗어나 있다. 그로 인해 뇌의 활동이 즉각적으로 이루어지는 것처럼 느껴진다.

우리는 뇌의 세부적인 분업과 협력 과정을 직접적으로 체험하지 못하기 때문에, 모든 뇌 부위가 동일한 작업에 참여하는 것으로 인식한다. 그러나 우리 몸의 다른 기관들이 각각 다양한 기능을 하는 것과 마찬가지로, 뇌도 다양한 부위가 각기 다른 역할을 수행한다.

뇌의 구조와 기능 신경계는 크게 중추신경계와 말초신경계로 나뉜다. 중추신경계는 뇌와 척수를 포함하는 주요 구조로 구성되어 있으며, 말초신경계는 뇌에서 나오는 12쌍의 신경과 척수에서 분기되는 31쌍의 신경으로 이루어져 있다. 중추신경계는 우리 몸의 기본적이고 핵심적인 기능을 조절하고 결정하는 데 필요한 신경세포들이 집중되어 있는 반면, 말초신경계는 이런 중앙의 지시를 전달하고 실행하는 역할을 하는 하위 신경의 집합이다. 따라서 뇌가 손상되면 뇌의 지시를 받는 해당 부위 하위 신경, 즉 말초신경계도 망가질 수밖에 없다.

뇌의 무게는 대략 1,300그램으로, 전체 체중의 약 2퍼센트에 불과하다. 그럼에도 불구하고 뇌는 우리 몸에서 사용되는 산소와 포도당의 약 25퍼센트를 소비하는 등 에너지 사용 측면에서 가장 높은 비율을 차지한다.

뇌는 약 80퍼센트가 수분이며 나머지 20퍼센트는 다양한 물질로 이루어져 있다. 뇌를 구성하는 주요 세포의 유형을 보면 신경세포, 별모양교세포, 희소돌기교세포, 미세교세포가 있다. 이 중 신경세포가 뇌의 주요 기능을 수행하며, 나머지 세포들은 신경세포의 기능을 지원한다. 뇌에는 대략 1,000억 개의 신경세포가 존재하는데, 이들은 우리 몸의 다양한 활동을 지휘하고 조절하는 중요한 역할을 담당한다.

뇌는 대뇌, 간뇌, 뇌간, 소뇌로 구성되어 있으며, 모든 고차원적 사고 및 이성적 활동의 중심지로서 인간을 독특하게 만드는 핵심 요소다. 간뇌는 감정, 기본 욕구 및 호르몬 조절의 중심 역할을 하고, 뇌간은 호흡, 심장 박동과 같은 생명 유지 기능과 각성 상태를 조절하는 핵심 역할을 하며, 소뇌는 대뇌의 명령을 조율하고 보조한다.

그리고 대뇌는 우리 몸의 모든 체신경계를 관할하는데, 전두엽, 측두엽, 두정엽, 후두엽으로 세분화되어 있다. 후두엽은 시각 정보를 처리하는 중심이고, 두정엽은 공간 인식과 관련된 정보를 처리하며, 측두엽은 청각 정보와 언어 이해를 담당하고, 전두엽은 계획, 집중, 판단, 언어 표현 등 고도의 정신 활동을 조절한다. 뇌의 각 부분은 이처럼 매우 세밀하게 분업화되어 있으며, 신경세포들이 시냅스를 통해 효율적으로 협력하는 구조다.

뇌 손상이 발생하면, 영향을 받은 부위의 기능에 따라 특정 능력이 상실된다. 예를 들어, 측두엽이 손상되면 언어 이해 능력이 손상을 입을 수 있다. 뇌졸중은 뇌의 일부만 파괴되는 대표적 질환이므로, 환자는 몸의 한쪽 편만 마비되는 등 신경학적 기능이 일부만 손상되는 것이 일반적이다.

✚ 뇌혈관의 구조와 기능

뇌혈관은 뇌로 혈액을 공급하는 동맥과 뇌에서 혈액을 심장으로 되돌려 보내는 정맥의 네트워크로 구성되어 있다. 뇌혈관 시스템은 크게 두 가지 주요 동맥, 즉 경동맥과 척추동맥에 의해 혈액이 공급된다. 이 동맥들은 뇌의 다양한 부분으로 나뉘어 뇌 조직 전체에 풍부한 혈액 공급망을 형성하고, 뇌가 정상적인 기능을 유지할 수 있도록 꼭 필요한 산소와 영양소를 전달한다. 뇌에서 사용된 혈액은 뇌 정맥을 통해 심장으로 돌아간다. 뇌혈관의 주요 구조와 기능은 다음과 같다.

동맥계

경동맥계(Internal Carotid System)는 목의 양쪽에 있는 내경동맥을 통해 뇌에 혈액을 공급하는 시스템이다. 내경동맥은 뇌로 들어가기 전에 전대뇌동맥과 중대뇌동맥으로 나뉘는데, 이 동맥들은 대뇌 반구의 대부분에 혈액을 공급한다.

척추-기저동맥계(Vertebrobasilar System)는 두 개의 척추동맥이 합쳐져 기저동맥을 형성하며, 뇌의 후두부와 소뇌, 뇌간, 그리고 중뇌에 혈액을 공급하는 구조다. 이 시스템은 뇌의 후방 구조물에 중요한 역할을 한다.

동맥 간 연결: 윌리스의 환

경동맥계와 척추-기저동맥계 사이를 연결하는 동맥 시스템이다. 윌리스의 환(Circle of Willis)은 여러 동맥으로 구성되어 있으며, 뇌혈류에 이상이 생기면 대체 경로로 작용해 혈류를 유지할 수 있도록 돕는다.

정맥계

사용된 혈액은 뇌정맥을 통해 뇌에서 나와 심장으로 돌아간다. 이 정맥들은 내외부 뇌정맥으로 구분되며, 심장으로 돌아가기 전에 두개강 내의 정맥동으로 합류한다.

뇌혈관의 이러한 해부학적 구조는 뇌에 산소와 영양소를 지속적으로 공급하고, 뇌의 환경을 안정적으로 유지하는 데 필수적이다. 뇌졸중은 뇌의 혈관계, 주로 동맥계를 갑자기 침범하는 질환이다.

Health
STROKE

03 뇌졸중의 발생률과 사망률

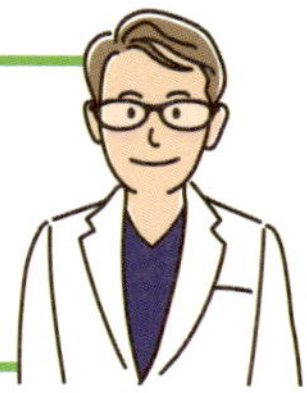

뇌졸중은 전 세계적으로 경제적·사회적 부담이 큰 중대 질병 중 하나다. 뇌졸중에 걸리면 삶의 질이 크게 떨어질 뿐만 아니라 엄청난 비용이 들어간다. 그렇다면 뇌졸중이 실제로 얼마나 무서운 병인지, 우리가 과민하게 반응하는 것은 아닌지 객관적인 데이터를 통해 살펴보자.

뇌경색이 80퍼센트

2024년 질병관리청에서 발표한 우리나라 심뇌혈관질환 발생 통계에 따르면 2021년 기준 총 10만 8,950건의 뇌졸중이 발생했다. 약 12분에 한 명씩 뇌졸중 환자가 발생한 셈이다. 2011년과 비교하면 약 10퍼센트 증가했다. 건수를 인구수로 나눈 발생률은 10만 명당 약 212건이고, 남성이 약

뇌졸중 발생 건수 추이

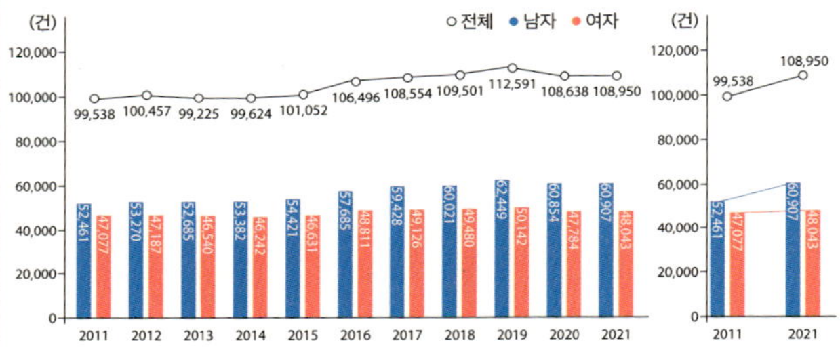

출처: 질병관리청 보도자료. 2024. 4. 29.

56퍼센트로 조금 더 많았다. 뇌졸중 중에서 뇌경색이 약 80퍼센트, 뇌출혈이 약 20퍼센트를 차지해 뇌경색의 발생 빈도가 훨씬 높았다.

그러나 인구 집단의 성별과 연령 변화 등 인구 구조 차이를 반영한 연령표준화 발생률은 오히려 10년 전에 비해 감소했다. 고령화의 영향으로 뇌졸중 발생 건수는 증가했지만, 뇌졸중 위험 요인 조절에 대한 인식이 개선되고 치료 기술이 발전해 개별 환자의 뇌졸중 예방 성적은 향상되었다.

뇌졸중 발생 후 1년 이내에 사망한 환자의 비율인 뇌졸

뇌졸중 연령표준화 발생률 추이

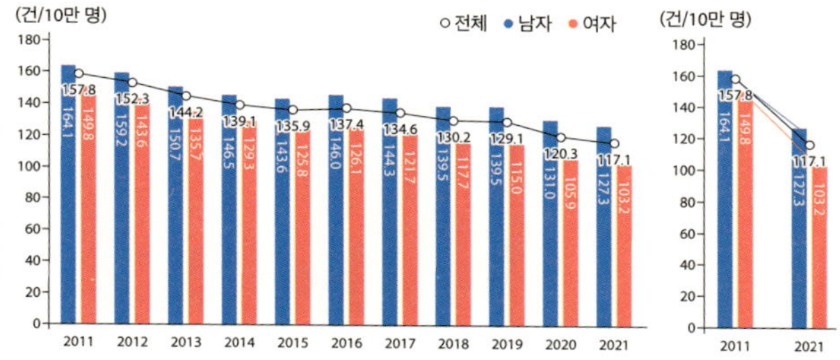

출처: 질병관리청 보도자료. 2024. 4. 29.

중 1년 치명률은 약 19퍼센트였다. 특히 80세 이상 뇌졸중 환자의 1년 치명률은 약 35퍼센트에 달하는 등 고령 환자에서 치명률이 더 높았다. 뇌졸중 치명률은 2011년 이후 꾸준히 감소하다가 코로나바이러스로 의료 체계 운영에 차질이 생긴 2020년부터 다시 증가했다.

사망 원인 4위, 사망률 20퍼센트

뇌졸중은 우리나라에서 2023년 기준으로 암, 심장질환, 폐렴에 이어 사망 원인 4위를 차지하는 주요 질환이다. 고령화에 따라 뇌졸중 건수도 증가하고, 사망률도 약 20퍼센트

뇌졸중 1년 치명률 현황

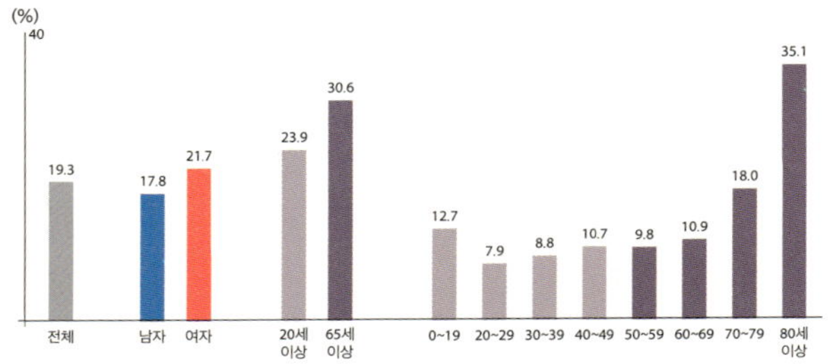

출처: 질병관리청 보도자료. 2024. 4. 29.

로 결코 낮지 않다. 이는 뇌졸중에 대한 공포를 불러일으키는 주된 요인 중 하나다.

✚ 환자의 70~80퍼센트 회복

하지만 80퍼센트에 가까운 뇌졸중 환자는 생존하며, 상당수가 3~6개월 재활 후 정상 또는 거의 정상 수준으로 회복된다. 실제로 전체 뇌졸중 환자 중 중대한 장애를 겪는 비율은 20퍼센트에 불과하며, 뇌경색 환자의 70~80퍼센트는 발생 당시에 비해 상당히 회복된다. 통계 자료에서 확인할 수 있듯이 뇌졸중 위험 요인에 대한 인식과 조절 성적이 향

뇌졸중 1년 치명률 추이

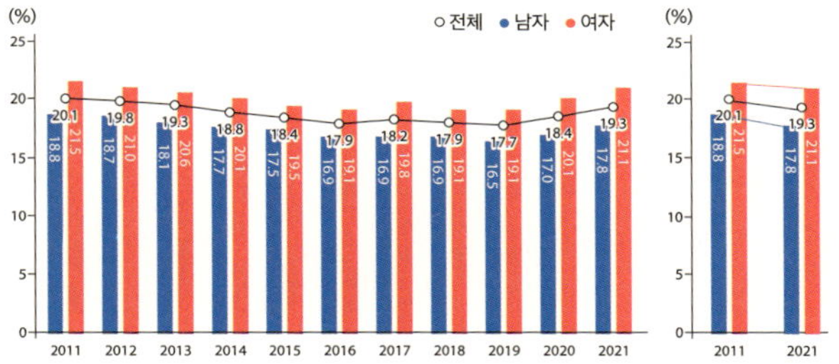

출처: 질병관리청 보도자료. 2024. 4. 29.

상되면서 뇌졸중 예방 및 치료 성적도 개선되고 있다.

일상생활에서 실천하는 작은 변화와 적절한 예방 조치만으로도 이런 위험을 상당 부분 줄일 수 있다. 평소에 뇌졸중의 위험 요인에 대해 숙지하고, 뇌졸중을 예방하기 위한 생활 습관을 갖추어야 한다.

Health

STROKE

04 뇌졸중의 증상

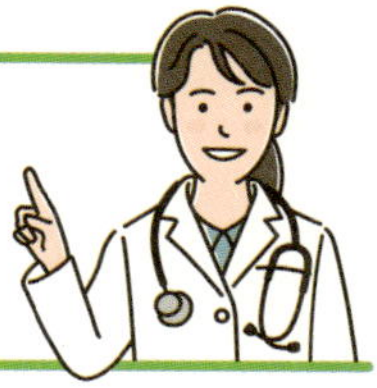

뇌졸중은 앞서 말한 바와 같이 뇌로 가는 혈류가 갑자기 차단되면서 발생하는 의학적 상황이다. 이로 인해 뇌세포들이 산소와 영양분을 받지 못해 빠르게 손상되거나 죽는데, 나타나는 증상은 손상 부위에 따라 다르다. 뇌는 여러 구역으로 나뉘며, 각 구역은 특정한 기능을 담당하기 때문이다. 여기서는 일반인 수준에서 알아 둬야 할 뇌졸중의 증상에 대해 설명하겠다.

몇 가지 뇌졸중 증상들

사실 증상을 처음 느낀 사람은 거의 뇌졸중이라고 짐작할 가능성이 높다. 평생 느껴 보지 못한 놀라운 증상이기 때문이다. 모든 증상의 공통점은 '갑자기' 발생한다는 것이다.

이전부터 불편한 두통이나 어지럼증이 심해진 증상은 뇌졸중이 아닐 가능성이 매우 높다. 이전에 없던 증상이 갑자기 발생하면 일단 의심하자.

언어 장애(실어증)

말이 어눌하거나 말을 제대로 이해하지 못한다. 대뇌 좌측 반구에 있는 브로카 영역과 베르니케 영역이 손상되었을 때 이런 증상이 나타난다. 브로카 영역은 말을 생성하는 데 관여하며, 베르니케 영역은 말의 이해를 담당한다. 이 두 영역이 연결된 신경 경로에 손상을 입어도 언어 장애를 일으킬 수 있다.

한쪽 팔이나 다리 마비 또는 근력 약화

특히 얼굴, 한쪽 팔이나 다리에 갑자기 힘이 빠지거나 움직이기 어렵다. 대뇌의 운동 피질, 특히 전두엽의 일부인 일차 운동 피질에서 발생하는데, 이 부위는 몸의 반대쪽 팔다리를 조절한다. 따라서 우측 뇌가 손상되면 좌측 팔다리가 마비될 수 있다.

구음 장애(발음 장애)

말이 어눌해진다. 뇌졸중으로 인해 대뇌의 브로카 영역(전두엽의 제3전두 회랑에 위치)이나 일차 운동 피질(입, 혀, 목구멍을 조절하는 부위)이 손상될 때 발생한다. 이 부위들이 말을 생성하고 발음하는 근육의 조정을 담당하기 때문이다.

시각(혹은 시야) 장애

한쪽 눈의 시력을 완전히 잃거나, 양쪽 눈의 시야가 일부 저하되거나 보이지 않는다. 망막 또는 시각 정보를 처리하는 뇌의 후두엽이 손상될 때 이런 장애가 발생한다. 망막으로 가는 동맥이 막히면 한쪽 눈의 시력이 저하되고, 뇌의 후두엽으로 가는 동맥이 막히면 양쪽 눈에서 한쪽 편 시야의 결손이 나타난다.

갑작스러운 균형 또는 보행 문제

걸을 때 비틀거리거나 몸의 균형을 잡기 어려운 증상이 나타날 수 있다. 소뇌에 발생한 뇌졸중이 원인인 경우가 많다. 뇌의 아래쪽 후방에 있는 소뇌는 균형을 유지하고 정확한 움직임을 조정하는 데 필수적인 역할을 하기 때문에, 소뇌가 손상되면 걷기 어렵거나 조정력 상실로 이어질 수 있다.

갑작스러운 심한 두통

아무런 원인 없이 어느 날 갑자기 심한 두통 증상이 나타난다. 뇌혈관에 문제가 생길 때, 특히 뇌출혈이 있을 때 두통이 잘 발생한다. 뇌출혈은 뇌의 어느 부분에서나 발생할 수 있으며, 특히 혈관이 파열되거나 찢어지면 심각한 두통을 유발한다.

인지 및 감각 이상

환자의 의식 수준이 나빠져 졸리거나 심하면 혼수상태에 빠질 수도 있다. 증상이 가벼운 경우에는 주변을 잘 인지하지 못하고 혼란을 느끼거나, 주위 사람들에게 적절히 반응하지 못하는 경우가 생기기도 한다. 대뇌 피질의 여러 부분, 특히 전두엽과 측두엽이 관여한다. 이러한 영역들은 추론, 기억, 감각 정보 처리 등을 담당하므로, 해당 부위가 손상되면 혼란, 기억 상실, 감각 이상 등 다양한 증상이 나타날 수 있다.

✚ 잘못된 자가 진단 정보

요즘에는 케이블 방송이나 유튜브 등에서 전하는 건강 정보가 지나치게 많다. 과유불급이라고 했듯이, 이런 정보들이 시청률이나 조회수를 위해 과장되거나 틀린 경우도 많다.

대표적인 문제 중 하나가 바로 뇌졸중의 자가 진단이다. 어떤 프로그램에서 '코끼리 코' 동작을 하거나, 이상한 자세를 취하게 한 후 그 동작을 못 하면 뇌졸중이 의심된다고 말하기도 했는데, 웃지 못할 코미디 같은 말이다. 뇌졸중은 평소에 그런 애매한 동작에서 느껴지는 게 아니라, 대부분의 경우 일상생활 중에 누구나 느낄 정도로 확실한 이상 증상이 생긴다. 거듭 강조하지만, 갑자기 한쪽 반신에 이상 증세가 생기는 경우가 많아 환자 스스로 그 증상을 쉽게 알아챌 수 있다.

Health
STROKE

05 뇌졸중의 위험 요인

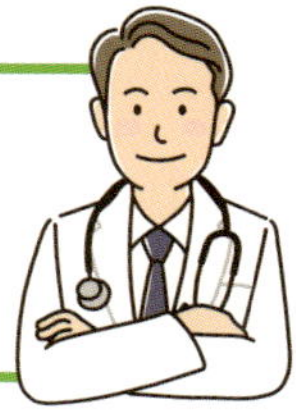

뇌졸중은 생활 습관과 건강 상태의 복합적인 영향으로 발생하는 합병증이다. 따라서 뇌졸중 예방의 핵심은 위험 요인들을 적극적으로 관리하는 것이다. 가장 대표적인 뇌졸중의 위험 요인은 나이, 고혈압, 당뇨병, 고지혈증, 흡연, 음주다. 노화를 되돌릴 방법은 없지만 나머지 위험 요인들을 잘 관리하면 뇌졸중을 성공적으로 예방할 수 있다. 이런 관리는 단지 뇌졸중 예방뿐만 아니라 전반적인 건강 상태를 개선하고 삶의 질을 높이는 데도 많은 영향을 미친다.

고혈압

고혈압은 혈액이 동맥 벽에 지속적으로 높은 압력을 가하는 상태를 말한다. 명확한 증상이 거의 없어 정기적인 혈압

측정 외에는 방법이 없다. 그러나 고혈압 상태가 지속되면 심장, 뇌, 신장 및 기타 장기에 손상을 입히는데, 뇌졸중은 그런 결과 중 최악의 질환이라고 할 수 있다. 고혈압은 수축기 혈압과 이완기 혈압의 수치에 따라 다음과 같은 단계로 구분한다.

- **정상**: 수축기 혈압이 120mmHg 미만이고, 이완기 혈압이 80mmHg 미만인 경우.
- **주의 혈압**: 수축기 혈압이 120~129mmHg 사이이고, 이완기 혈압이 80mmHg 미만인 경우.
- **고혈압 전 단계**: 수축기 혈압이 130~139mmHg 사이이고, 이완기 혈압이 80~89mmHg 사이인 경우.
- **고혈압 1단계**: 수축기 혈압이 140~159mmHg 사이이거나, 이완기 혈압이 90~99mmHg 사이인 경우.
- **고혈압 2단계**: 수축기 혈압이 160mmHg 이상이거나, 이완기 혈압이 100mmHg 이상인 경우.

고혈압은 혈관 내벽에 압력을 가해 직간접적으로 혈관이 약해지고 좁아지게 만들며, 결국에는 혈관이 막히거나 찢어지는 결과를 초래할 수 있다. 고혈압이 뇌졸중과 밀접

한 이유는 뇌에 분포하는 소혈관 때문이다. 소혈관은 MRI나 CT로 뇌혈관 영상을 촬영해도 보이지 않을 정도로 매우 작은 혈관인데, 우리 뇌의 혈류 공급에 중요한 역할을 한다. 뇌의 소혈관들은 다른 장기에 공급하는 혈관과 달리 심장에서 말단 장기로 이동할수록 직경이 서서히 좁아지지 않고 큰 동맥에서 직각으로 분지하면서 직경이 갑자기 감소하는 해부학적 특성을 지닌다. 우리 몸의 혈관은 직경이 클수록 더 높은 혈압을 버틸 수 있는데, 뇌의 소혈관은 큰 동맥의 높은 혈압을 갑자기 작아진 직경으로 버텨 내야 하기 때문에 고혈압 상태가 되면 손상을 입기 쉽다. 소혈관이 높은 혈압을 버티다 못해 찢어지고 터지면 뇌출혈이, 바스러지면서 막히면 소혈관폐색성 뇌경색이 발생한다.

고혈압은 소혈관뿐 아니라 직경이 큰 혈관에도 큰 손상을 유발할 수 있다. 혈압이 높아져 동맥 벽이 손상되고 혈관 벽을 구성하는 내피 세포 기능에 이상이 생기면 해당 부위에 콜레스테롤이 축적되어 혈관이 경직되고 좁아지게 만드는 죽상동맥경화증(atherosclerosis)이 진행된다. 죽상동맥경화증 때문에 뇌혈관이 점점 좁아지면 뇌에 필요한 혈류를 충분히 공급하지 못하거나 혈전이 형성되어 혈관이 갑자기 막히면서 뇌경색이 일어날 수 있다.

그 외에도 고혈압은 혈관 벽이 꽈리처럼 늘어나는 뇌동맥류의 위험 인자이며, 고혈압이 계속 유지되면 동맥류가 커지고 그에 따라 동맥류 파열에 의한 지주막하출혈이 발생할 가능성도 높다. 고혈압에 의한 혈관 손상을 예방하기 위해서는 다음과 같은 조치가 필요하다.

- **혈압 모니터링**: 정기적으로 혈압을 체크해 고혈압을 조기에 발견하고 관리한다.
- **건강한 생활 습관**: 균형 잡힌 식사, 정기적인 운동, 비만 방지, 금연 및 절주 등을 실천한다.
- **약물 치료**: 필요한 경우 의사의 지시에 따라 혈압 강하제를 복용한다.

고혈압은 뇌졸중뿐만 아니라 수많은 질환으로 이어질 수 있는 심각한 질병이다. 따라서 정기적인 건강검진과 의사와의 상담을 통해 각자에게 맞는 방법을 찾고 혈압 조절을 위한 노력을 지속해야 한다.

당뇨병

당뇨병은 소변에서 당이 검출되는 질병이다. 소변에서 당이 검출되는 이유는 혈액 내 포도당의 농도가 높기 때문이다. 한마디로, 당뇨병은 혈당이 높은 상태가 지속되는 것이다. 혈당이 높은 상태가 적절히 조절되지 않고 오래 지속되면 다양한 기전을 통해 혈관에 합병증이 발생한다. 당뇨병의 혈관 합병증은 미세혈관 합병증과 대혈관 합병증으로 구분된다.

- **미세혈관 합병증**: 당뇨병 망막병증, 당뇨병 신장질환, 당뇨병 신경병증.
- **대혈관 합병증**: 허혈성 심장질환(심근경색), 허혈성 뇌졸중(뇌경색), 말초동맥질환.

당뇨병 환자는 죽상동맥경화증의 진행 속도가 매우 빠른데, 죽상동맥경화증으로 인한 합병증에 뇌경색도 포함된다. 죽상동맥경화증의 촉진을 예방하려면 당뇨병을 조기에 진단하고 치료해서 적정한 혈당 범위를 유지하는 것이 매우 중요하다. 다음(多飮), 다갈(多渴), 다뇨(多尿) 등의 증상으로 당뇨병을 진단하는 경우도 있지만, 대부분 당뇨병은 고혈압과 마찬가지로 무증상 상태에서 진단된다.

당뇨병은 혈액 검사를 통해 당화혈색소 수치로 간편하

게 진단하는데, 최근 신약들이 개발되어 약을 잘 먹으면 문제없이 생활할 수 있다. 당뇨병 초기에는 규칙적인 유산소 운동과 탄수화물 섭취를 제한하는 식단 조절 등으로도 어느 정도 효과가 있다. 그러나 생활 습관 교정으로 혈당 조절에 실패하거나 당뇨병이 진행된 상태라면 당뇨약을 복용해야 한다. 정기적인 건강검진이나 혈액 검사로 당뇨병을 조기에 진단하고, 의사와 상담해 본인에게 가장 잘 맞는 치료를 받는 것이 중요하다.

고지혈증

콜레스테롤은 우리 몸에 없으면 안 되는 성분이지만 현대 사회의 물질적 풍요와 그에 따른 영양 과다로 문제가 되고 있다. 영양 과다 상태에서 우리 몸이 쓰고 남은 콜레스테롤은 혈액에 실려 떠돌다가 손상된 혈관 벽을 발견하면 혈관 벽 안쪽으로 침투해 쌓인다. 콜레스테롤이 점점 더 쌓여 혈관이 좁아지고 딱딱해지는 현상을 죽상동맥경화증이라고 한다. 고혈압, 당뇨병 설명에서도 언급했듯이 죽상동맥경화증이 진행되면 뇌경색으로 이어질 수 있다.

고지혈증도 무증상 질환이지만, 다행히 혈액 검사로 쉽게 진단할 수 있다. 고지혈증의 조절 목표는 일반적으로 저밀도콜레스테롤(low-density lipoprotein cholesterol, LDL-cholesterol)을 기준으로 한다. 환자의 기저 질환과 혈관 위험 인자에 따라 고지혈증 조절 목표가 달라진다. 위험 인자가 없는 건강한 사람은 저밀도콜레스테롤을 160mg/dL 미만으로 조절하는 반면, 죽상동맥경화증이 이미 많이 진행되거나 뇌경색을 앓은 환자 등은 70mg/dL 미만으로 훨씬 강력하게 조절한다.

고지혈증 수치가 높은 상태를 유지한다는 것은 죽상동맥경화증 촉진 재료를 계속 공급하는 것과 마찬가지다. 따라서 뇌졸중을 예방하기 위해서는 고지혈증도 조기에 진단해서 적극적으로 조절해야 한다. 정기적으로 고지혈증 검사를 받고 의사와 상담해 개인별 조절 목표와 치료 방침을 결정하는 것이 바람직하다. 다른 위험 인자가 없어 조절 목표가 높은 경우라면 식이요법과 운동을 시도할 수 있겠지만, 철저한 조절이 필요한 환자는 스타틴 제제 등 약물 치료를 해야 한다.

흡연과 음주

흡연은 백해무익하다. 흡연으로 폐암을 포함한 암의 발생이 증가하는 것은 잘 알려진 반면, 흡연이 심근경색, 뇌졸

뇌졸중 위험 요인에 의한 뇌졸중 발생 과정

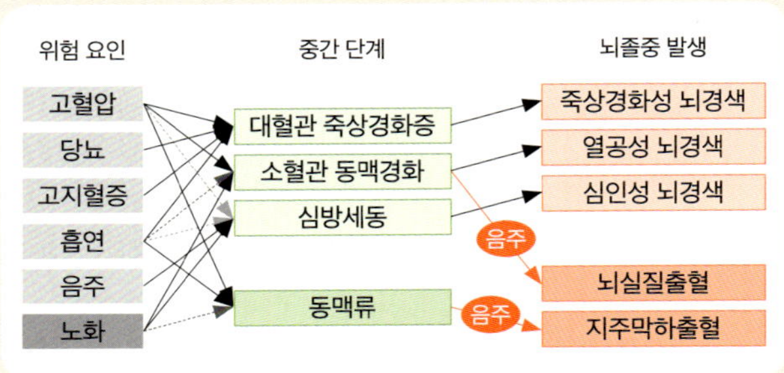

중 등 치명적인 혈관질환으로 이어질 수 있다는 사실은 모르는 사람이 많다. 담배 연기에 포함된 해로운 화학 물질이 혈액으로 유입되어 혈관 벽에 닿아 염증을 일으키고, 죽상동맥경화증을 촉진하며, 혈액의 점도를 증가시켜 혈전이 생성되게 만든다. 게다가 흡연은 고혈압과 함께 뇌동맥류의 발생 및 파열, 지주막하출혈 발병의 매우 중요한 위험 요인이다. 담배를 피우고 있다면 이유 불문하고 당장 끊어야 한다.

과거에 소량의 음주는 뇌졸중 보호 효과가 있다는 이야기도 있었으나, 이는 틀린 말이다. 우선, 음주는 출혈성 뇌졸중, 즉 뇌출혈의 매우 강력한 위험 인자다. 소량의 음주로도 뇌출혈 위험성이 증가한다. 그리고 음주에 의해 심방세동 등 심장의 부정맥이 발병할 수 있다. 심방세동은 심장 안에서 생성된 큰 혈전이 뇌혈관으로 날아가서 이소성 뇌경색으로 이어질 수 있는 위험한 질병이다. 심방세동에 의한 뇌경색은 다른 뇌경색에 비해 증상이 심하고 후유증이 크게 남을 가능성이 크며 사망률도 높다. 뇌혈관 건강을 위해 가능하면 술도 끊는 것이 좋다.

Health

STROKE

06 또 다른 위험 요인, 동맥경화증

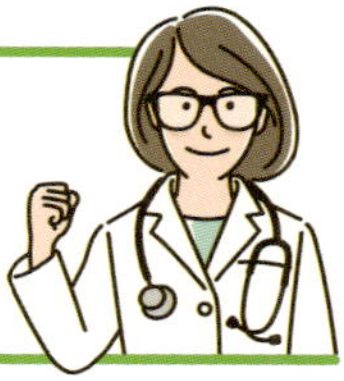

뇌혈관에 문제가 생겨 나타나는 뇌졸중은 혈관이 좁아지고 막히는 동맥경화증과 밀접하게 연관되어 있다. 동맥경화증이란 우리 몸의 각 장기가 원활히 작동할 수 있도록 심장에서부터 신선한 혈액을 공급하는 동맥이 단단해지는 질병이다.

동맥경화증은 특정 부위 동맥에만 발생하는 경우도 있지만 뇌동맥, 심장의 관상동맥, 팔과 다리에 공급하는 말초동맥 등 여러 동맥에서 동시에 발생하는 사례가 흔한 전신질환이다. 방치하면 뇌졸중뿐 아니라 심근경색, 말초동맥폐색과 같은 치명적인 혈관질환으로 이어질 수 있다. 따라서 동맥경화증이 어떻게 진행하는지 이해하고 적절한 예방 조치를 하는 것이 중요하다.

동맥경화증에서는 콜레스테롤이 핵심적 역할을 한다. 그러다 보니 콜레스테롤이 건강을 해치는 나쁜 물질이라고 오해하는 사람이 많은데, 콜레스테롤은 우리의 생존에 필수 성분이다. 콜레스테롤은 우리 몸의 세포막을 구성하며 스테로이드 호르몬과 성호르몬을 합성하는 데 원료로 활용된다. 그런데 영양 과다 상태가 되어 콜레스테롤이 많아지면 혈관에 문제를 일으키기 시작한다.

혈액 내 콜레스테롤이 과다한 상태에서 고혈압이나 흡연 등으로 혈관 벽이 손상되어 내피 세포의 기능에 이상이 생기면 저밀도콜레스테롤이 동맥 벽에 침투해 쌓이기 시작한다. 동맥 벽에 침투한 저밀도콜레스테롤이 시간이 경과하면서 산화되면 우리 몸에서 1차 방어를 담당하는 대식세포가 산화된 저밀도콜레스테롤을 공격 인자로 인식해 잡아먹고 염증 반응을 일으킨다. 산화된 저밀도콜레스테롤을 섭취한 대식세포를 거품세포(foam cell)라고 지칭한다. 이 거품세포가 축적되어 지방줄무늬(fatty streak)를 형성한다.

만성 염증이 진행되면 혈관 벽에 죽처럼 흐물흐물한 물질이 증식하는 죽종(atheroma)으로 발전하고, 단단한 섬유성 피막(fibrous cap)이 주변을 둘러싸 동맥경화반(atherosclerotic plaque)이 완성된다. 이 과정을 죽상동맥경화증이라고 부른

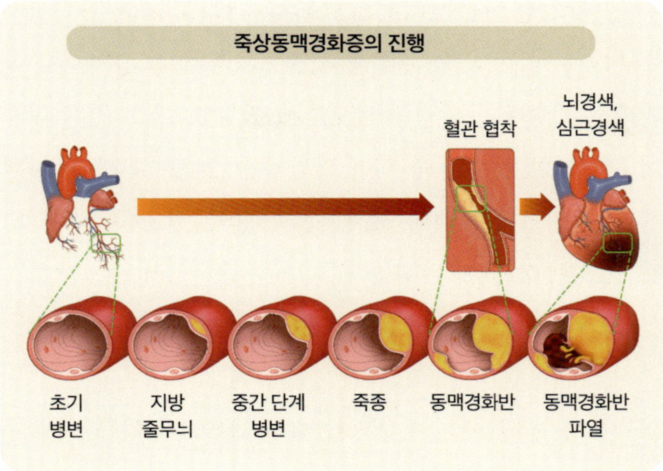

다. 동맥경화반이 성장하면 동맥 벽은 단단해지고 혈관 안쪽은 점점 좁아지는데, 혈관이 완전히 막혀 혈관질환이 발생하기 전에는 증상이 전혀 없는 경우가 흔하다.

동맥경화증이 건강에 치명적 영향을 주느냐 주지 않느냐 여부는 혈관질환으로 연결되는지에 달려 있다. 동맥경화증이 혈관질환으로 연결되는 마지막 단계는 섬유성 피막 파열로 시작된다. 불안정한 동맥경화반을 가지고 있거나 혈관 위험 인자를 소홀히 관리한 환자에게서 섬유성 피막이 파열되면 동맥경화반 내부에 축적된 콜레스테롤과 염증 성분이 혈액에 그대로 노출된다. 그러면 지혈을 담당하는 혈소판이 이 노출 부위에서 출혈이 발생한 상황으로 착각해서 지혈하기 위해 대량으로 응집하고, 이로 인해 혈전이 생성되어 혈관을 꽉 막아 버린다. 뇌혈관이 막히면 뇌경색, 심장의 관상동맥이 막히면 심근경색, 말초동맥이 막히면 말초동맥폐색이 발생한다.

Memo

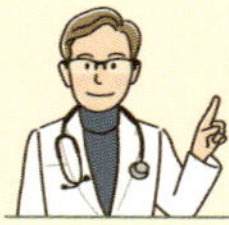

동맥경화증을 예방하려면?

동맥경화증은 나이가 들면 누구에게나 어느 정도 발생할 수 있는 흔한 질환이다. 혈관 벽에 콜레스테롤이 쌓여 혈액의 흐름을 방해하고, 심하면 혈관이 완전히 막혀 심근경색, 뇌졸중, 말초동맥질환 등 심각한 혈관질환으로 이어질 수도 있다. 그러나 동맥경화증을 어떻게 관리하느냐에 따라 건강에 미치는 영향이 천차만별이다. 적절한 관리와 예방을 통해 동맥경화증의 진행을 늦추고, 궁극적으로는 혈관질환으로 이어지지 않도록 하는 것이 동맥경화증 조절의 목표다.

동맥경화증의 예방 및 관리는 고혈압, 당뇨병, 고지혈증 등의 주요 위험 요인을 적극적으로 조절하는 것으로 시작한다. 정기검진을 통해 혈압, 혈당, 콜레스테롤 수치를 꾸준히 확인하고, 이미 관련 질환이 있다면 약물 치료를 통해 철저히 관리해야 한다. 생활 습관의 개선도 필수적이다. 흡연은 혈관을 손상시키고 염증을 유발해 동맥경화증을 악화시킨다. 따라서 금연은 동맥경화증 예방에 매우 중요하며, 가능한 한 빨리 담배를 완전히 끊는 것이 좋다. 과체중이나 비만도 혈관에 부담을 주기 때문에 적절한 체중을 유지하는 것이 중요하다. 하루 30분 이상 적당한 운동을 하면 혈관 건강을 유지하는 데 큰 도움이 된다.

뇌졸중 분야에서는 경동맥초음파, 뇌혈관 CT 또는 MRI 검사를 통해 뇌동맥의 동맥경화증 유무를 조기에 확인해 예방 치료 전략을 세울 수 있다. 증상이 전혀 나타나지 않는 경우가 흔한 동맥경화증의 특성상, 치명적인 혈관질환으로 이어지기 전에 적절한 예방 조치를 하는 것이 매우 중요하다.

07 전조 증상에 대한 심각한 오해

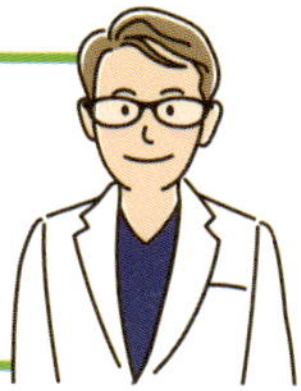

뇌졸중 전조 증상이 아닌지 걱정된다면서 병원을 찾는 분들이 종종 있다. 결론부터 이야기하면, 뇌졸중은 엄밀히 말해 전조 증상이 없다. 흔히 말하는 뇌졸중 전조 증상은 뇌졸중이 왔다가 풀린 상태라고 이해하는 것이 좋다.

뇌졸중은 뇌에 공급하는 혈관이 막히거나 터져서 정상적인 혈액 공급에 차질이 생기는 질환으로, 문제가 생긴 뇌 영역에 따라 특징적인 증상이 나타난다. 이를 '국소신경학적 증상'이라고 부른다. 뇌졸중일 가능성이 높은 국소신경학적 증상은 ①하고 싶은 말을 하기 어렵거나 남의 말을 이해하지 못하는 언어 장애, ②한쪽 팔이나 다리의 힘 감소 또는 마비, ③한쪽 신체의 감각 이상, ④한쪽 눈이나 한쪽 편이 안 보이는 시야 장애, ⑤발음 장애, ⑥섬세한 움직임이 어려운 실조증 등이다.

흔히 뇌졸중 증상으로 걱정하는 두통, 어지럼증 중에서 ①기절할 정도로 엄청나게 심한 두통, ②두통이 점점 심해지면서 한쪽 팔다리의 마비나 발음 장애 등의 국소신경학적 증상이 함께 발생하는 경우, ③확연하게 주위가 빙빙 돌거나 본인이 도는 것 같은 어지럼증, ④국소신경학적 증상이 동반되는 어지럼증 등의 경우 뇌졸중을 의심해 봐야 한다. 그러나 대부분의 두통이나 어지럼증 환자처럼 만성적이거나 간간이 발생하는 증상은 뇌졸중과 무관하다.

뇌졸중 증상의 중요한 특징 중 하나는 증상이 서서히 나타나는 것이 아니라 갑자기 발생한다는 점이다. 어떤 행동을 하던 중에 갑자기 증상이 발생하거나 자고 일어났는데 잠들기 전에 없던 증상이 나타나면 뇌졸중을 의심해야 한다. 따라서 위에서 예로 든 국소신경학적 증상이 갑자기 생기면 뇌졸중일 수 있으니 최대한 빨리 가까운 응급실에 방문해야 한다.

병원에 방문할 때까지 증상이 유지되는 경우도 있지만, 뇌졸중 의심 증상이 일시적으로 발생했다가 금방 사라지는 경우도 있다. 막혔던 뇌혈관이 24시간 이내에 저절로 뚫리는 이런 현상을 '일과허혈발작'이라고 한다.

적지 않은 환자가 뇌졸중 의심 증상이 저절로 호전되면 좋아졌다고 안심해 병원을 찾지 않거나 며칠 경과한 후 외래 진료를 잡아 상담하려는 경향이 있는데, 이는 대단히 위험하다. 일과허혈발작을 경험한 환자의 10퍼센트 이상에서 90일 이내에 뇌졸중이 재발하며, 그중 대부분이 발생하고 처음 이틀 이내에 재발한다고 알려져 있다. 한 번은 운좋게 넘어갔지만, 재발할 경우에도 좋아진다는 보장은 전혀 없다. 행운이 따라야만 경험할 수 있는 '뇌졸중 전조 증상', 증상이 좋아졌더라도 뇌혈관이 알려 주는 마지막 기회를 놓치지 말고 당장 응급실에 가야 한다.

Health

STROKE

08 뇌졸중의 종류

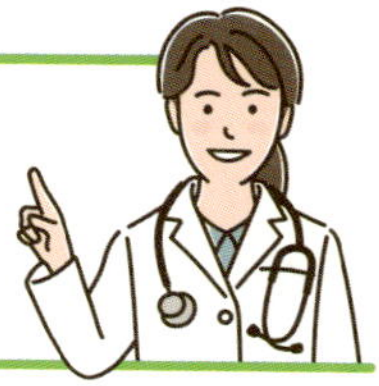

뇌졸중, 뇌경색, 뇌출혈은 얼핏 들으면 비슷해서 혼란스럽다. 뇌졸중은 뇌혈관에 갑자기 문제가 생겨 나타나는 질환을 통칭하는 용어로, 서로 다른 성격을 지닌 여러 질병을 통틀어 일컫는 말이다. 그럼 뇌졸중을 세분화해서 살펴보자.

뇌혈관에 생길 수 있는 문제는 크게 혈관이 막히거나 혈관이 터지는 두 가지가 있다. 뇌혈관이 막혀서 문제가 생긴 뇌졸중은 허혈성 뇌졸중 또는 뇌경색이라 부르고, 뇌혈관이 터져서 문제가 생긴 뇌졸중은 출혈성 뇌졸중 또는 뇌출혈이라고 부른다. 즉, 뇌졸중은 크게 뇌경색(허혈성 뇌졸중)과 뇌출혈(출혈성 뇌졸중)로 분류할 수 있다.

그리고 뇌경색은 뇌혈관이 막힌 원인에 따라 다시 5가지 아형으로 분류할 수 있다. 뇌경색의 아형을 이해하기 위해서는 뇌의 동맥 구조에 대해 간단히 알 필요가 있다. 심장에서 출발해 우리 몸에 피를 공급하는 동맥 체계는 일반적으로 직경이 가장 큰 대동맥에서 시작해 공급 목표가 되는 장기에 가까울수록 점점 가늘어지는 특성을 지닌다.

뇌에 피를 공급하는 동맥 체계 역시 대동맥에서 출발해 경동맥과 척추동맥을 거쳐 두개골 내부에 있는 전대뇌동맥, 중대뇌동맥, 후대뇌동맥, 기저동맥으로 이어질 때까지 직경이 서서히 좁아진다. 그러다가 동맥이 뇌를 만나면 직경이 훨씬 작은 동맥들을 90도로 분지시킨다. 이처럼 갑작스럽게 동맥의 직경이 감소하는 해부학적 특성은 뇌의 동맥 체계에서만 관찰할 수 있다. 갑자기 90도로 분지한 작은 혈관들을 '소혈관'이라고 부르는데, 소혈관은 분지 시점 전까지 이어지던 '대혈관' 체계와는 매우 다른 특징을 지닌다.

일반적으로 우리 몸의 혈관은 직경이 클수록 더 높은 혈압을 버틸 수 있도록 설계되어 있다. 그런데 뇌혈관의 구조처럼 혈관의 직경이 갑자기 줄어들면, 큰 혈관이 버티던 높은 혈압을 감당하지 못하는 경우가 생긴다. 특히 고혈압 환자가 혈압을 적절히 조절하지 않은 상태로 높은 혈압에 만성적으로 노출되면 소혈관이 견딜 수 있는 혈압의 범위를 초과해 혈관 구조가 변성된다. '지방유리질증

(lipohyalinosis)'이라고 불리는 이 질환은 뇌의 소혈관들이 물리적으로 바스러진 상태라고 생각하면 이해하기 쉽다. 이로 인해 혈관이 막힐 수도, 터질 수도 있으며 각각 '소혈관'의 뇌경색, 뇌출혈이라는 정반대 현상으로 이어질 수 있다.

뇌경색의 종류

뇌경색의 분류로 돌아가 보자. 먼저, 큰동맥죽상경화증(large artery atherosclerosis)에 의해 뇌경색이 발생할 수 있다. 앞에서 이미 살펴본 과정을 통해 뇌의 '대혈관'에 동맥경화증이 진행되면 혈관이 점점 좁아지고 단단해진다. 적절한 예방 조치를 하지 않으면 동맥경화반이 파열되어 혈관을 꽉 막거나, 파열된 부위에서 생성된 혈전이 날아가 원위부의 혈관을 막아 뇌경색을 일으킨다. 큰동맥죽상경화증에 의한 뇌경색은 발생 후 증상이 진행해 악화되는 경우가 많고 추후 뇌경색이 재발하는 경우도 많다. 따라서 동맥경화증의 진행을 예방하기 위해서는 평상시부터 위험 인자를 적극적으로 조절해야 한다.

앞서 살펴본 '소혈관'의 지방유리질증이 진행되어 뇌경색으로 이어지는 경우를 소혈관폐색(small vessel occlusion)에 의한 뇌경색이라고 부른다. 소혈관폐색에 의한 뇌경색은 일반적으로 병변의 크기가 작고 다른 뇌경색 아형에 비해 증상이 가벼우며 후유증도 경미한 편이다.

뇌혈관 자체는 문제가 없는데 다른 신체 부위에서 생성된 혈전이 뇌혈관으로 날아와 뇌경색을 유발할 수도 있다. 혈전이 생성될 수 있는 대표적인 신체 부위는 심장이다. 심장이 원인이 되어 생긴 뇌경색을 심장색전성(cardioembolic) 뇌경색이라고 한다. 혈전을 생성하는 대표적인 심장질환은 심방세동(atrial fibrillation)이라는 부정맥이다. 심방이 정상적으로 수축하지 못하고 미세하게 떨리는 상태가 이어지면서 좌심방 내부에서 혈액이 정체되고 소용돌이치는 와류가 형성되어 혈전이 생긴다. 왼쪽 심장은 온몸으로 신선한 혈액을 공급하는 시발점이기에, 여기에서 생성된 혈전이 대동맥을 통해 강하게 배출되어 뇌혈관으로 이동하면 뇌경색이 유발된다.

심장색전성 뇌경색은 혈전의 크기가 큰 편이어서 경동맥, 중대뇌동맥, 기저동맥 등 직경이 크고 중요한 역할을 하는 뇌혈관을 막는 경우가 많다. 게다가 뇌혈관이 이미 좁아져 있다면 뇌는 부족한 혈액 공급에 나름대로 대비 태세를 갖추는 방향으로 변화하는데, 심장색전성 뇌경색에서는 뇌혈관 구조가 정상인 경우가 많아 미처 준비할 시간도 없이 봉변을 당한다. 그래서 심장색전성 뇌경색은 병변의 크기가 크고 증상이 심하며 후유증이 크게 남는 등 예후가 좋지 않아, 뇌경색 예방 치료를 더욱 강력하게 해야 한다.

위에서 살펴본 세 가지 뇌경색의 주요 원인 외에도 다양한 기전을 거쳐 뇌경색이 발생할 수 있다. 빈도가 비교적 낮아 기타 원인에 의한 뇌경색으로 통칭하는데, 대표적으로 혈관 내피가 찢어지는 동맥 박리, 악성 종양, 모야모야병, 혈관염, 항인지질항체증후군, 방사선 치료에 의한 혈관 손상 등이 있다. 또한, 뇌경색의 후보 원인이 두 가지 이상인 경우, 다방면의 뇌경색 원인 평가를 했음에도 원인이 특정되지 않는 경우, 환자나 병원의 사정으로 뇌경색 원인 평가를 충분히 하지 못해 원인을 알 수 없는 경우도 있다. 이렇게 뇌경색의 원인을 한 가지로 특정할 수 없는 경우를 원인불명 뇌경색이라고 한다.

뇌출혈의 종류

뇌출혈은 출혈이 발생한 부위에 따라 경막외출혈, 경막하출혈, 지주막하출혈, 뇌내출혈, 뇌실내출혈로 구분할 수 있다. 이 중 경막외출혈과 경막하출혈은 두부 외상에 의해 발생하는 경우가 많고, 뇌졸중으로 분류하지는 않는다. 지주막하출혈은 뇌와 두개골 사이 연질막과 지주막 사이 공간에 출혈이 발생해 피가 고이는 질병으로, 대부분 뇌동맥류의 파열이 원인이다. 뇌내출혈은 출혈이 뇌실질에 발생한 질병으로, 고혈압에 만성적으로 노출된 소혈관의 파열로 발생하거나 뇌아밀로이드혈관병증 등 혈관 벽이 약해지는 기저 질환을 가진 경우에 발생할 수 있다. 그리고 뇌실내출혈은 뇌의 안쪽에 있는 빈 뇌실에 발생하는 출혈로, 단독으로 발생할 수도 있고 다른 부위에 먼저 출혈이 발생한 상태에서 혈액이 뇌실로 흘러 들어가 함께 나타날 수도 있다.

뇌졸중의 분류

뇌졸중	허혈성 뇌졸중 = 뇌경색	큰동맥죽상경화증에 의한 뇌경색
		소혈관폐색에 의한 뇌경색
		심장색전성 뇌경색
		기타 원인에 의한 뇌경색
		원인불명 뇌경색
	출혈성 뇌졸중 = 뇌출혈	지주막하출혈
		뇌내출혈
		뇌실내출혈

09 뇌졸중의 진단 도구

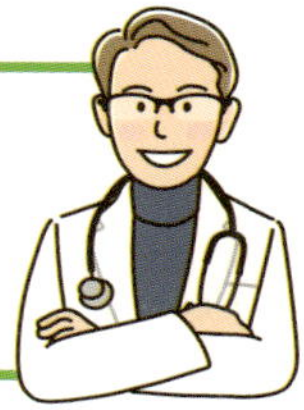

뇌영상 기술의 비약적 발전은 뇌졸중의 정확한 진단과 치료에 크게 이바지했다. 뇌졸중의 진단에 사용되는 대표적인 뇌영상 검사로는 CT, MRI, 혈관조영술이 있다.

CT

CT 검사는 여러 방향에서 X선을 투과시켜 단면의 영상을 얻는 기법이다. 무엇보다 MRI 검사에 비해 빠르고 간단해 시간이 생명인 급성 뇌졸중 치료에서 중요한 역할을 한다. 조영증강 CT 검사를 통해 뇌혈관폐색이나 협착을 확인하고, 뇌로 혈액이 얼마나 잘 공급되는지 평가하는 뇌관류 CT를 통해 뇌혈관폐색의 파급력을 파악해 응급 혈관 개통 치료 여부를 결정하는 기준이 되기도 한다.

또한 출혈을 민감하게 탐지할 수 있어 뇌출혈 여부를 진단하거나 뇌졸중 의심 환자의 혈전용해제 투약 여부를 결정하는 데 도움을 준다. 검사 비용이 저렴하고 정보를 빨리 얻을 수 있으나 뇌경색 병변을 놓칠 가능성이 있고, 조영제를 사용할 경우 드물게 급성 신손상, 조영제 알레르기

뇌졸중 환자의 뇌 CT 영상

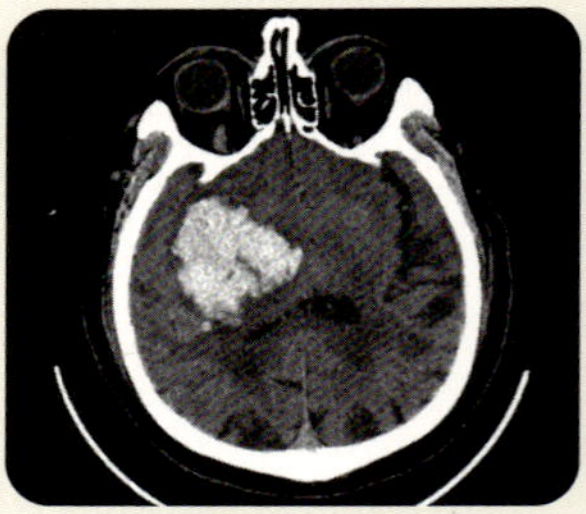

뇌출혈 환자의 뇌 CT 영상

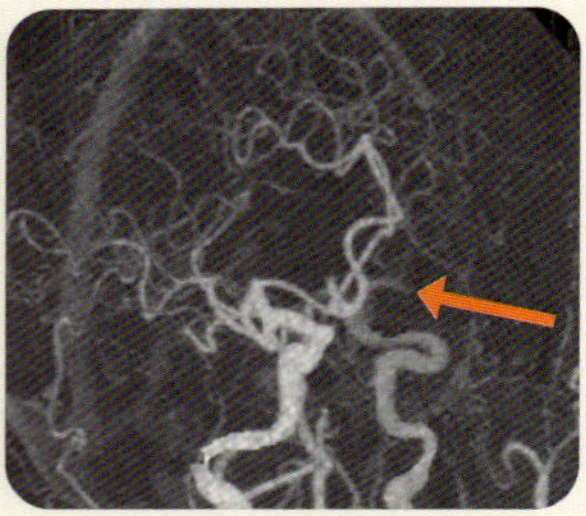

뇌경색 환자의 뇌혈관 CT 영상

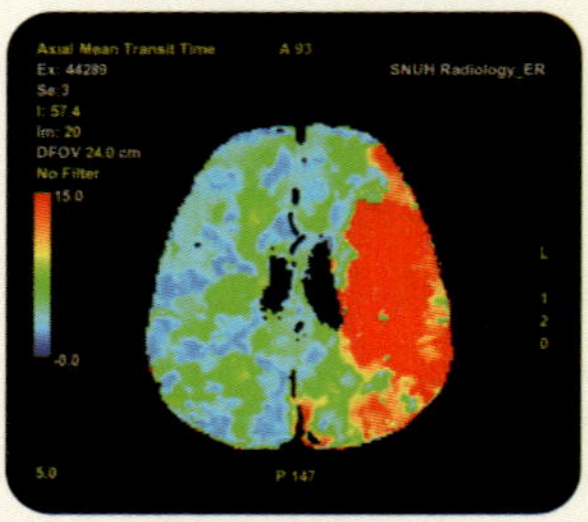

뇌경색 환자의 뇌관류 CT 영상

등 부작용이 발생할 수 있으며, 방사선에 노출된다는 단점도 있다.

MRI

MRI 검사는 뇌졸중 진료에서 가장 중요한 역할을 하는

뇌졸중 환자의 뇌 MRI 영상

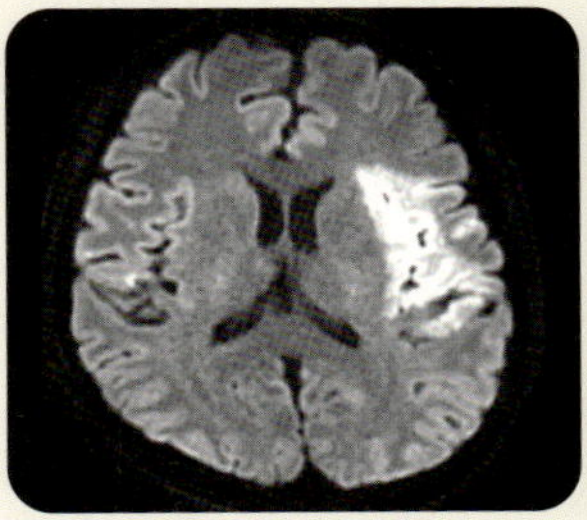

뇌경색 환자의 뇌 MRI 영상

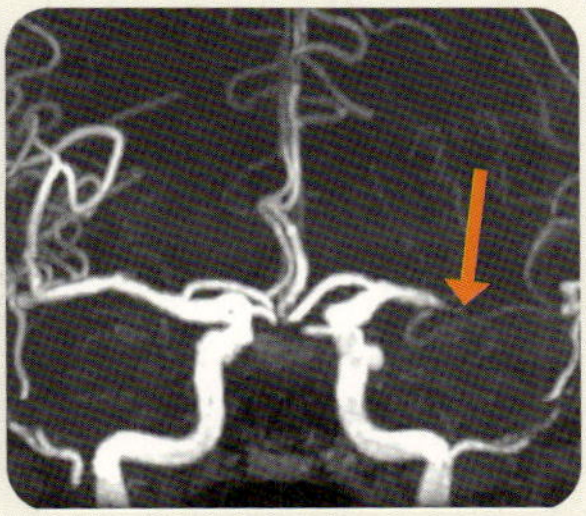

뇌경색 환자의 뇌혈관 MRI 영상

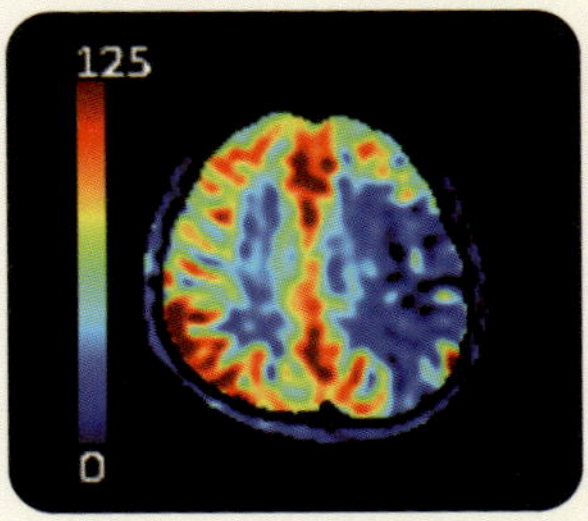

뇌경색 환자의 뇌관류 MRI 영상

뇌영상 검사 기법이다. CT 검사에서 놓칠 수도 있는 급성 뇌경색 병변을 매우 민감하게 탐지하고, 뇌경색 또는 뇌출혈 병변이 발생한 후 시간이 대략 어느 정도 경과했는지 유추할 수도 있다. 소혈관 질환이나 이전에 지나간 뇌졸중 병변 등 기저 뇌 상태를 더 정확히 확인할 수도 있다.

MRI 검사로도 뇌혈관의 폐색이나 협착을 확인하고 뇌관류 상태를 평가할 수 있다. MRI는 CT와 달리 조영제를 사용하지 않고 정보를 얻는 등 여러 장점이 있어 뇌졸중 분야에서 필수불가결한 검사 기법이지만, 검사 비용이 비싸고 검사 시간이 30~40분으로 비교적 오래 걸려 환자의 협조가 필요하며, 초급성기 뇌졸중 진료 및 의사 결정 시 시간이 지체될 수도 있다. 또한 자석과 자기장을 활용하는 검사이기 때문에 체내에 금속 물질이 존재하거나 심박동기 등의 의료기기를 지닌 환자는 검사가 불가능할 수도 있다.

혈관조영술

혈관조영술은 과거에 널리 이용되었으나 CT 또는 MRI로 혈관 영상을 찍게 되면서 최근에는 제한적으로만 시행된다. 혈관 내부에 조영제를 주입하고 사진을 촬영하는데, 조영제가 마치 물감과 같은 작용을 해서 혈관 내부를 직접 본

뇌졸중 환자의 혈관조영술 영상

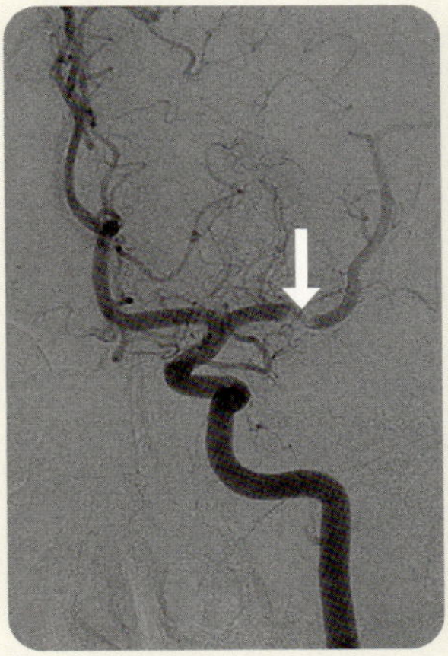

뇌경색 환자의 혈관조영술 영상

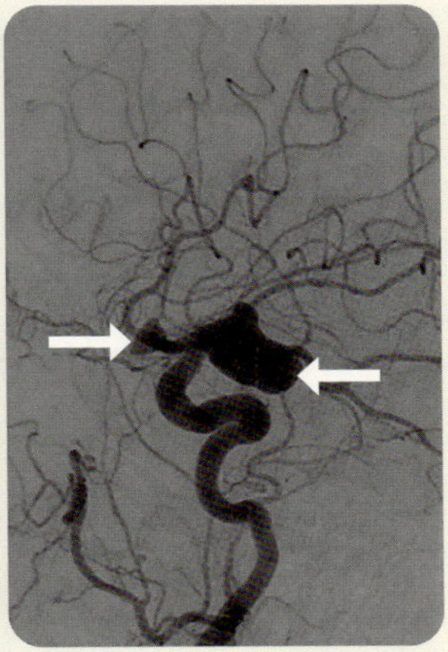

뇌동맥류 파열에 의한 지주막하출혈 환자의 병전 혈관조영술 영상

뜬 영상을 얻을 수 있다. 다리의 대퇴동맥에 바늘로 구멍을 뚫고, 가느다란 관을 삽입해 대동맥을 거쳐 관찰하고자 하는 뇌혈관까지 보낸 뒤 조영제를 주입해 가며 검사하는 방식이다.

뇌혈관 구조를 가장 정확하게 관찰할 수 있어 뇌동맥류, 뇌혈관 협착 또는 폐색을 평가하고 치료 방침을 결정하는 데 중요한 역할을 한다. 뇌동맥류 코일색전술, 경동맥 스텐트 시술, 급성 뇌경색 환자의 동맥 내 혈전제거술 등 중요한 뇌혈관 시술을 할 때 혈관조영술을 시행한다. 큰 동맥을 천자하여 침습적이고 조영제 사용량이 많아 CT나 MRI에 비해 환자에게 부담이 커서 치료 계획 수립 또는 시술 등에 꼭 필요한 경우에만 제한적으로 시행한다.

이처럼 세 가지 뇌영상 검사는 서로 특성이 다르고 각각 장단점을 가지고 있다. 따라서 뇌졸중 진료 현장에서는 한 가지 검사 결과에만 의존하기보다 이들을 상호 보완적으로 활용해 환자 상태에 따라 최적의 정보를 얻고 치료한다.

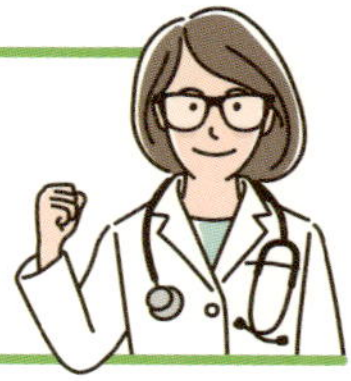

10 뇌졸중의 응급치료

뇌는 다른 장기보다 산소와 에너지 공급에 훨씬 민감한 장기다. 뇌졸중이 발생하면 즉각적으로 뇌세포가 죽어 가기 시작한다. 뇌졸중의 골든타임에 대해 한 번쯤 들어 봤을 것이다. 뇌졸중의 골든타임이 중요한 이유는 골든타임 안에 응급실에 도착해야 응급치료를 받을 기회를 부여받기 때문이다. 이 장에서는 허혈성 뇌졸중, 즉 뇌경색을 중심으로 뇌졸중의 응급치료를 설명한다.

뇌혈관이 막혀 혈류 공급이 중단되면 비가역적으로 손상되는 부위(허혈성 중심부, ischemic core)와 기능이 정지되어 있으나 뇌혈류가 재개통되면 기능 회복이 가능한 가역적 손상 부위(허혈성 반음영대, ischemic penumbra)가 생기는데, 뇌혈관에 생긴 문제를 빨리 해결하지 않으면 허혈성 반음영

뇌경색 발생 후 시간 경과에 따른 허혈성 중심부와 허혈성 반음영대의 변화

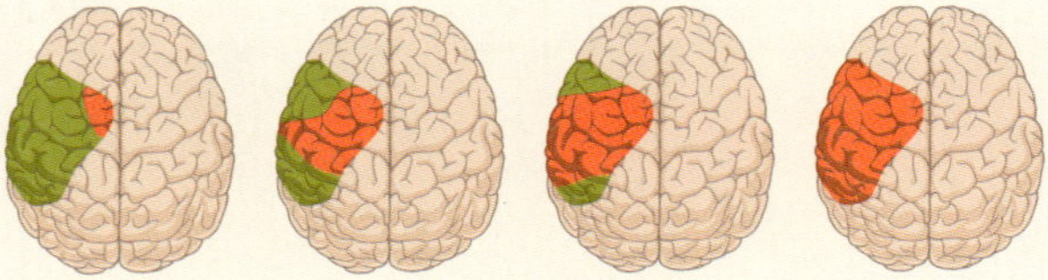

대도 결국 허혈성 중심부로 전환되어 비가역적인 손상을 입는다.

운명을 되돌릴 수 있는 뇌경색의 응급치료에는 정맥 내 혈전용해술과 동맥 내 혈전제거술이 있다. 두 방법 모두 발생 후 조치가 빠를수록 더 많은 허혈성 반음영대를 되돌려, 영구적인 뇌손상 및 후유 장애를 최소화할 수 있다. 반대로 이미 시간이 많이 경과한 뒤에 시술하면 효과가 없을 뿐만 아니라 뇌출혈이 유발되는 등 부작용이 증가해 시술할 이유가 사라진다.

정맥 내 혈전용해술

정맥 내 혈전용해술 자체는 매우 간단하다. 혈전용해제를 정맥으로 주입하는 것이다. 초기에 부하 용량이 들어가는 것을 제외하면 환자 입장에서는 수액을 맞는 것과 큰 차이가 없다. 혈전용해제는 뇌혈관을 막고 있는 혈전을 녹일 수 있어, 빨리 사용할수록 개선 가능성이 높다. 시간 조건이 맞으면 간편하게 투약할 수 있지만, 여러 가지 한계점도 있다. 먼저 정맥 내 혈전용해술은 뇌졸중 증상이 나타나고 늦어도 4시간 30분 이내에 투약을 시작해야 한다. 응급실에 도착해 뇌졸중 기본 평가를 받고 투약 대상자로 선정되어 약을 준비하기까지 소요 시간을 감안하면 생각보다 매우 촉박하다.

시간 내에 도착하더라도 모든 뇌졸중에 정맥 내 혈전용해술을 시행할 수 있는 것은 아니다. 혈전을 녹인다는 것은 피가 굳지 않게 만드는 것, 바꿔 말하면 피 나기 쉽게 만든다는 의미다. 혈전용해제가 뇌혈관뿐 아니라 온몸에 작용할 수 있기 때문에 몸 어느 부위에서나 출혈 부작용이 발생할 수 있다.

출혈 질환의 과거력, 수술 이력, 항응고제 등 출혈 부작용이 있는 약의 복용력, 응고 장애 등의 기저 질환 등 여러

동맥 내 혈전제거술과 시술로 제거된 혈전

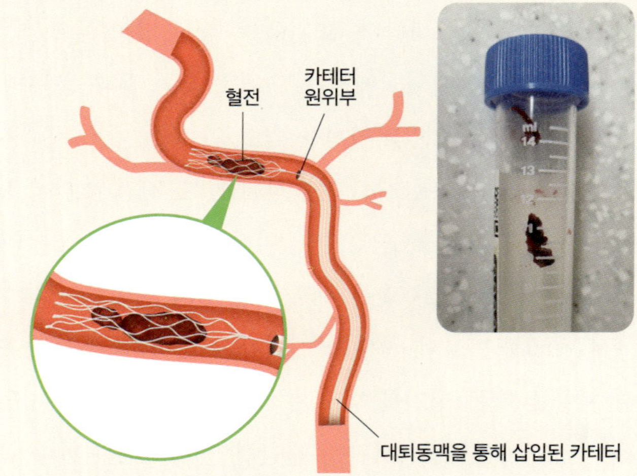

요인에 따라 혈전용해제를 투여할 수 없는 경우도 종종 있다. 그리고 정맥 내 혈전용해술은 크기가 큰 혈전을 녹이는데 효과가 약해 내경동맥, 중대뇌동맥 등 중증 뇌졸중이 발생할 수 있는 큰 혈관은 재개통이 어려울 수도 있다.

동맥 내 혈전제거술

동맥 내 혈전제거술은 뇌졸중의 예후를 비약적으로 향상시

켰다. 대퇴동맥을 천자하고 혈관조영술을 시행해 막힌 혈관을 특정하고 카테터를 삽입해서 혈전을 직접 끄집어내는 시술이다. 과거에는 뇌졸중 발생 후 6시간 이내에만 시술이 가능했으나 최근에는 뇌영상 기술이 발달해 24시간 이내 뇌졸중 환자도 시술을 하고 있다.

그러나 시간 내 병원에 도착하더라도 무조건 모두 동맥 내 혈전제거술을 시행할 수 있는 것은 아니다. 시술 대상이 되기 위해서는 뇌혈관폐색이 특정되어야 하고, 막힌 혈관이 시술로 접근 가능한 위치여야 한다. 침습적인 시술로 새로운 뇌경색, 혈관박리, 뇌출혈 등 시술의 합병증이 발생할 수 있고, 조영제를 다량 사용하는 등의 위험성도 있기 때문에 막힌 혈관을 재개통했을 때의 이득이 시술 자체의 위험성을 상회할 때만 시술을 결정한다.

Memo

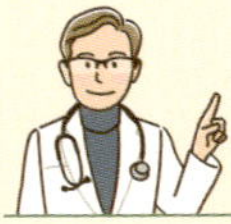

뇌졸중의 골든타임이란?

흔히 뇌졸중을 이야기할 때 '골든타임'이라는 용어를 자주 사용한다. 하지만 여기에는 두 가지 오해가 있다.

첫 번째 오해는 골든타임 내 병원에 도착하면 무조건 응급치료를 받을 수 있다는 생각이다. 실제로 뇌졸중의 주요 응급치료인 정맥 내 혈전용해술과 동맥 내 혈전제거술은 매우 효과적인 뇌졸중 치료 방법이지만 상당한 부작용이 따를 수 있고, 특히 동맥 내 혈전제거술은 치료 대상이 특정 조건을 만족하는 일부 환자로 한정되어 있다. 따라서 뇌졸중 전문가의 진료를 통해 시술 대상으로 적합할지 세밀하게 평가한 뒤에만 치료를 진행할 수 있다. 물론 골든타임 경과 후 응급실에 도착하면 응급치료를 받을 기회조차 놓친다.

두 번째 오해는 골든타임이 4시간 30분 또는 24시간 등으로 명시되어 있으니 그 시간 내에만 도착하면 안전하다는 생각이다. 그러나 같은 치료를 받더라도 뇌졸중 발생 후 얼마나 빨리 치료받느냐에 따라 예후가 크게 달라진다. 뇌졸중 증상이 나타났을 때 시간을 낭비하는 것은 곧 회복 가능성을 낮추는 일이다. 뇌세포는 시간이 지날수록 손상되고, 손상된 뇌세포가 회복할 가능성도 점차 줄어들기 때문이다.

따라서 증상을 자각하면 지체하지 말고 가까운 응급실에 방문하는 것이 후유증을 줄이고 생존율을 높이는 방법이다.

11 뇌졸중의 내과적·외과적 치료

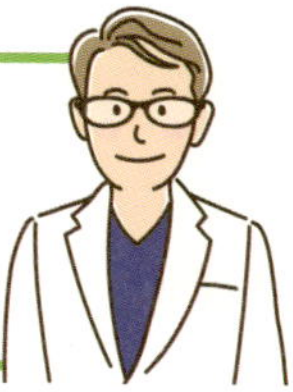

뇌졸중은 한 번 발생한 후 증상이 악화되거나 재발하는 사례가 적지 않고, 최초 발생 후 며칠간 급성기에 위험도가 가장 높다. 따라서 앞서 살펴본 뇌졸중 응급치료 시기가 지난 뒤에도 지속적으로 관리해야 하는데, 여러 가지 내과적·외과적 치료 기술이 활용된다.

뇌경색의 내과적·외과적 치료

응급치료 시기 이후 뇌경색 치료의 목표는 급성기 악화 및 재발을 예방하고, 장기적으로 뇌경색을 예방하기 위해 개인별로 최적의 치료 전략을 수립하는 것이다. 급성 뇌졸중 환자는 급성기 악화 여부 감시, 뇌졸중 원인 평가, 치료 약제 결정을 위해 입원 치료를 받는다.

급성기에는 혈전 증가와 뇌경색 진행을 예방하기 위해 적절한 항혈전제를 투약하기 시작하며, 부족한 뇌혈류를 최대한 보충하기 위해 환자의 혈압을 적정 범위로 유지하고 수액 치료를 한다. 항혈전제로는 항응고제와 아스피린으로 대표되는 항혈소판제를 사용하는데, 항응고제는 항혈소판제에 비해 혈전 예방 효과가 강력한 대신 출혈 부작용의 위험도가 더 높다.

따라서 뇌경색에는 기본적으로 항혈소판제를 사용하되, 심방세동이나 심장기계판막의 존재 등 강력한 항혈전 효과가 필요한 경우에는 항응고제로 치료를 상향하는 것이 일반적이다. 입원 기간 중에 고혈압, 당뇨, 고지혈증 등 뇌졸중 위험 인자가 적절히 관리되었는지 확인하고 각각에 대한 치료 약제를 정밀하게 조정해야 한다.

뇌경색 치료의 근간은 약물 치료, 즉 내과적 치료다. 뇌경색에 외과적 치료를 시행하는 경우는 흔치 않다. 심하게 좁아진 경동맥이 뇌경색을 일으킨 경우에는 같은 위치에서 뇌경색이 다시 발생할 위험도가 높기 때문에 수술적 치료를 시행한다. 혈관을 직접 열고 동맥경화반을 절제해 제거하는 경동맥내막절제술, 혈관을 열지 않고 혈관조영술을 통해 경동맥에 스텐트를 삽입해 넓히는 경동맥스텐트삽입

경동맥내막절제술

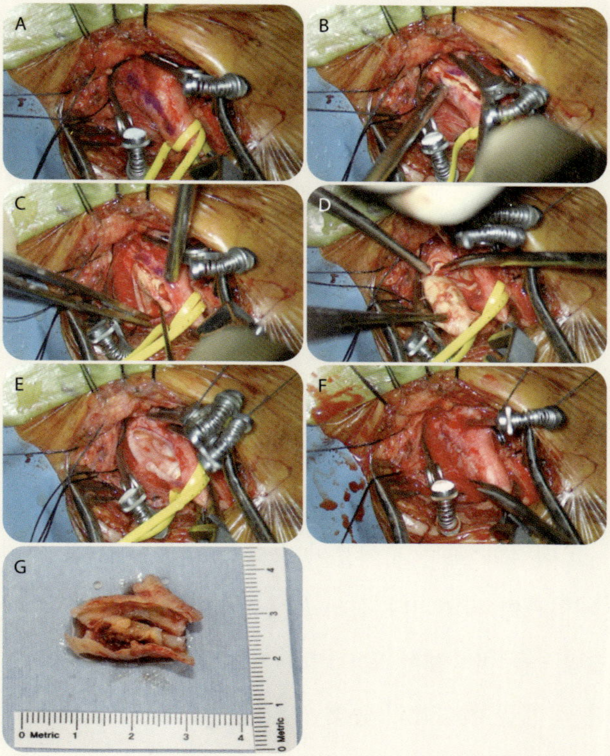

A-B. 경동맥을 박리하여 드러내고 절개한다.
C-E. 좁아진 부위의 경동맥 내막과 동맥경화반을 함께 절제한다.
F. 절개한 경동맥을 다시 봉합한다.
G. 경동맥내막절제술을 통해 제거된 동맥경화반.

경동맥스텐트삽입술

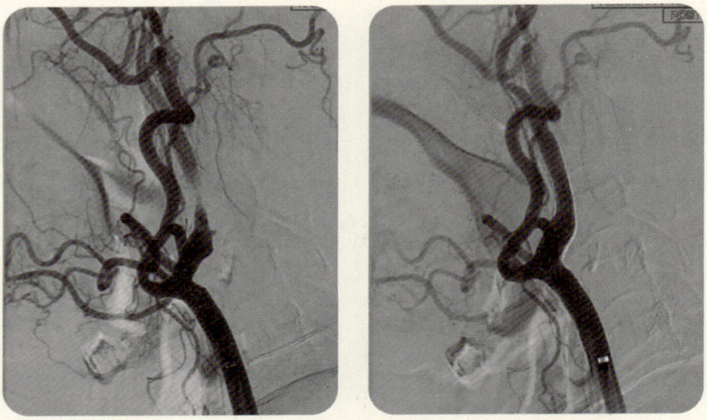

시술 전 　　　　　 시술 후

술이 시행되고 있다.

동맥경화 또는 모야모야병 등이 원인이 되어 직경이 큰 뇌혈관이 막히거나 심하게 좁아지고 뇌경색 또는 일과 허혈발작을 반복해서 일으키면 뇌혈관우회술을 고려할 수 있다. 두개골 바깥쪽의 동맥을 뇌 안쪽으로 넣고 두개골 안쪽의 뇌혈관과 이어 주는 수술인데, 부족했던 뇌혈류를 보충해 주는 통로를 한 군데 더 개통하는 것이다.

뇌경색이 매우 크게 발생하면 급성기에 뇌가 부풀어 오르는데, 심한 경우 뇌압이 상승하고 뇌탈출(brain herniation)

이 발생해 사망에 이를 수도 있다. 뇌가 부풀어 오를 수 있는 공간을 마련해 주어 이 시기를 넘길 목적으로 두개골을 일시 제거하는 두개골절제술(craniectomy)을 하는 경우도 있다. 두개골절제술은 뇌경색 증상을 개선할 목적이 아니라 임박한 뇌탈출로부터 생명을 보전하기 위해 시행하며, 급성기 이후 시간이 경과해 뇌의 부종이 경감되고 상태가 안정되면 두개골을 다시 덮어 주는 수술을 한다.

뇌출혈의 내과적·외과적 치료

뇌출혈 등 문제가 발생하면 우리 몸은 혈압을 올린다. 혈압이 올라가면 출혈이 더 커지기 때문에, 혈압을 적정 범위로 떨어뜨리는 것이 뇌출혈 치료에서 매우 중요하다. 급성기에는 주사약 형태의 혈압약을 적극적으로 활용해 빠르게 적정 혈압 범위에 도달하도록 하며, 입원 기간 중에는 경구 혈압약으로 전환하고 퇴원 후에도 약을 복용할 수 있게 준비한다. 기저 질환으로 항혈전제를 사용하던 환자나 혈액응고장애가 있는 환자가 뇌출혈을 일으킬 경우 출혈이 쉽게 멎지 않을 수 있다. 이때 즉시 효과를 없애 주는 해독제가 있으면 투약하고, 혈액응고 성분을 보충하기 위해 수혈하는 경우도 있다.

뇌동맥류의 치료: 코일색전술과 동맥류결찰술

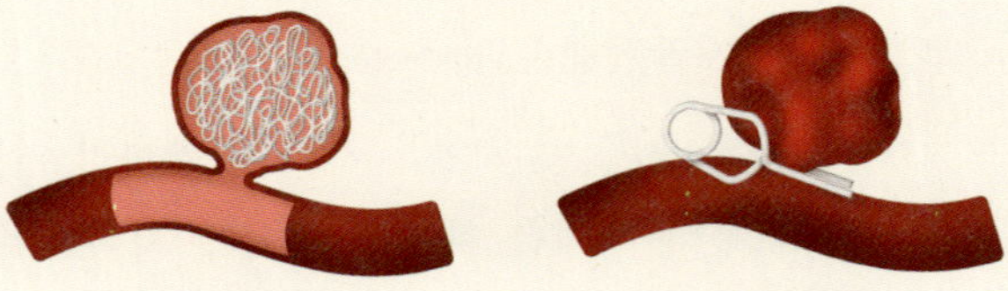

뇌출혈로 생명이 위독할 때 생명을 보전할 목적으로 혈종 제거 수술을 할 수도 있다. 뇌동맥류 파열에 의한 지주막하출혈이 발생한 경우에는 지혈을 위해 두개골을 열어 클립으로 동맥류를 묶는 동맥류결찰술 또는 혈관조영술을 통해 동맥류 내강에 코일을 채워 넣는 코일색전술을 시행한다.

12 뇌졸중 환자의 재활 치료

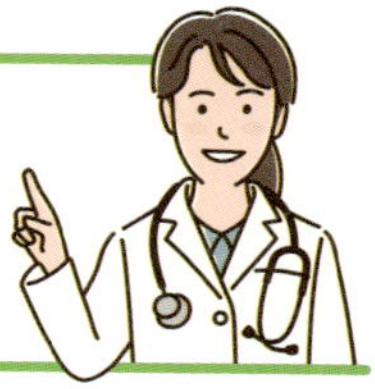

뇌졸중으로 사망한 뇌세포는 재생되지 않는다. 그렇다면 뇌졸중 증상은 영원히 좋아질 수 없을까? 그렇지 않다. 뇌세포가 다시 살아날 수는 없지만, 뇌세포가 손상되면서 발생한 뇌졸중 증상은 좋아질 수 있다.

특정 기능을 담당하던 뇌세포가 뇌졸중, 두부 외상 등으로 손상을 입으면 우리 몸이 그 기능을 제대로 발휘할 수 없어 신경학적 증상이 나타난다. 예를 들어, 운동 담당 영역이 손상되면 마비와 근력 저하가 발생하고, 언어 중추가 손상되면 의사소통에 장애가 생긴다. 그러나 시간이 지나면 우리 뇌에서 평소에 기능을 하지 않던 다른 뇌세포들이 끊어진 회로를 다시 연결해 새로운 시냅스(synapse, 뇌세포가 서로 접합해 신호를 주고받는 연결 부위)를 형성하고, 죽은 세포가

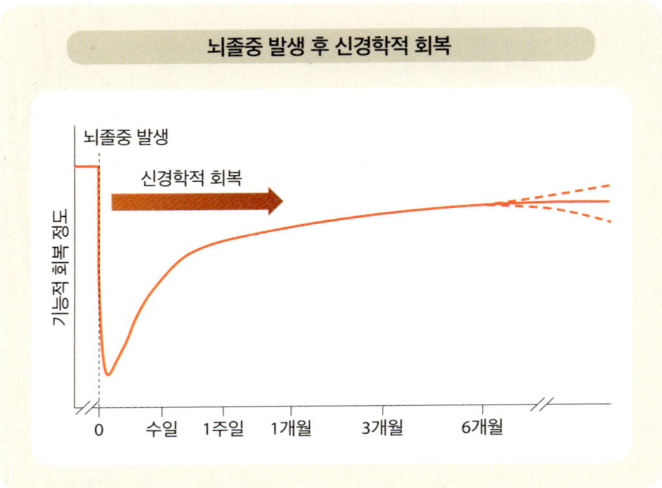

하던 기능을 대신 수행한다. 시냅스 가소성(synaptic plasticity)이라는 뇌세포 체계의 능력이 발휘되는 것이다. 이러한 뇌세포 체계의 재건 능력을 극대화하는 것이 바로 뇌졸중 이후 재활 치료다.

뇌졸중 재활 치료의 원리는 뇌손상 이후 우리 몸에 가장 필요한 기능을 반복적으로 수행하게 하는 건강한 자극을 통해 시냅스 가소성이 가장 효율적인 방향으로 발휘되어 중요한 기능이 조기에 회복되도록 유도하는 것이다. 뇌졸중 초기 골든타임 안에 제한적으로 받을 수 있는 응급치료들을 제외하면 재활 치료는 뇌졸중 증상의 회복을 위한 유일하고 가장 우수한 치료다. 뇌졸중이 발생한 후 재활 치료를 받으러 가기 어려울 정도로 불안정한 상태가 아니라면 가급적 빨리 재활 치료를 시작하는 것이 좋다. 시냅스 가소성이 가장 활발한 시기는 뇌손상 이후 3개월 이내다. 이 시기에 가장 급격한 회복이 일어나고, 대부분의 회복은 6개월 이내에 마무리된다.

재활 치료에는 여러 종류가 있으나, 뇌졸중 재활 치료 중에서는 근력이 저하되고 마비된 신체 부위를 회복시키기 위한 물리치료가 가장 중요하다. 마비 증상이 얼마나 남아 있느냐에 따라 누워서만 지내야 할지 걸을 수 있을지, 걸을 수 있다면 누군가의 도움이 필요할지 아닐지에 따라 발병 전 사회적 기능을 되찾는 정도가 현저히 달라지기 때문이다.

앉아서 균형을 잡는 훈련부터 서 있는 훈련, 지팡이나 손잡이의 도움을 받아서 걷는 훈련 등 증상의 경중에 따라 가장 적합한 단계의 재활 치료를 받는다. 전혀 거동할 수 없는 와상 환자에 대해서도 수동 관절 운동 등 재활 치료를 시행한다. 물리치료 외에도 미세 동작을 향상시키는 작업치료, 삼킴 장애가 있는 경우에 시행하는 연하 재활, 언어 재활 등 뇌졸중 증상에 대응할 수 있는 다양한 종류의 재활 치료가 운용되고 있다.

불안정한 급성기 뇌졸중을 무사히 넘기면 재활 치료가 뇌졸중 관리의 가장 우선순위로 격상되기 때문에 주진료과가 재활의학과로 변경되거나 재활병원으로 연계하는 것이 일반적이다.

Memo

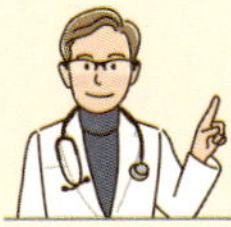

꾸준한 재활 치료가 우선이다!

뇌졸중 발생 후 재활 치료는 장기적으로 기능을 회복하고 삶의 질을 높이기 위한 핵심 과정이다. 무리하지 않는 범위에서 가능한 한 많은 시간을 할애해 재활 치료를 꾸준히 지속하는 것이 가장 중요하다. 뇌졸중을 치료받은 병원에서 재활 치료를 충분히 받는 것이 이상적이지만, 대형 병원의 경우 재활의학과에서 관리하는 환자가 많아 오히려 개인에게 주어지는 치료 시간이 부족할 수도 있다. 이런 상황에서는 재활전문병원으로 전원을 고려하는 것도 방법이다. 어느 병원에 입원해 있느냐가 중요한 것이 아니라, 충분한 재활 치료 시간을 확보할 수 있느냐가 회복에 훨씬 큰 영향을 주기 때문이다.

뇌졸중 발생 후 자신이 기능적으로 퇴행한 모습을 보며 실망하거나, 재활 치료를 받는데도 회복 속도가 더디다는 생각에 우울감을 느끼는 환자가 많다. 이로 인해 재활 치료를 포기하는 경우도 있는데, 이는 절대 바람직하지 않다. 움직이지 않으면 뇌졸중 증상은 절대 좋아지지 않고 고스란히 후유증으로 남는다. 시간이 지날수록 회복 가능성은 점점 낮아지며, 특히 뇌졸중 발생 후 초기 '회복의 골든타임'을 놓치면 그 후 재활 치료를 열심히 하더라도 후유증이 회복되지 않을 가능성이 높다. 따라서 이 중요한 시기를 소중히 여기고, 재활 치료에 임하는 것이 가장 중요하다.

Health
STROKE

13 뇌졸중 사후 관리

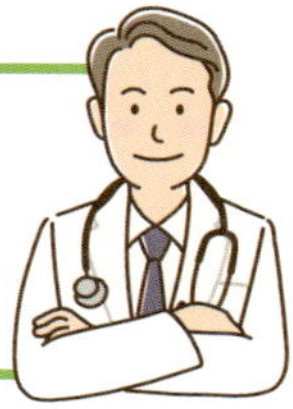

급성기 뇌졸중 치료가 마무리되고 재활 치료를 받으며 퇴원한 뒤 뇌졸중 치료가 끝났다고 생각하면 큰 오산이다. 뇌졸중이 한 번 발생한 환자는 재발 위험성이 높기 때문이다. 뇌졸중이 발생한 시점부터 재발을 예방하기 위해 평생 약을 먹으며 끊임없이 관리해야 한다.

약물 치료

약물 치료는 뇌졸중 사후 관리의 핵심이다. 뇌경색을 경험한 환자는 혈전 재발생을 예방하기 위해 항혈전제를 처방받는다. 항혈소판제를 기본으로 하되 심방세동 등 보다 강력한 혈전 예방 효과를 요하는 뇌졸중의 원인이 발견된 경우 항응고제를 사용한다. 여러 종류의 항혈소판제와 항응고제가 시판되어 있는데, 약제마다 특성과 장점이 조금씩 다르다. 뇌졸중 전문가가 환자의 특성을 고려해 가장 적합한 예방 약제를 선정하기 때문에 같은 뇌졸중 환자라도 항혈전제의 종류와 조합이 매우 다양할 수 있다. 혈전 예방과 더불어 뇌혈관 추가 손상을 최소화하도록 뇌졸중 위험 인자를 조절하는 약물 치료도 필요하다.

뇌졸중 발생 후 적정 혈압 범위를 유지하도록 고혈압 약을 처방하고, 당뇨가 있는 경우 개인별로 혈당 조절 목표를 설정해 당뇨병 약제를 사용한다. 고지혈증의 조절도 매우 중요하다. 대표적인 고지혈증 약제인 스타틴 제제는 동맥경화반을 안정시킬 목적으로 고지혈증 진단 여부와 무관하게 사용되며, 거의 대부분의 뇌경색 환자에게 처방된다.

뇌출혈의 약물 치료는 혈압을 적정 범위로 조절하는 것이 핵심이다. 약을 복용하면 뇌졸중 증상이 좋아지는지 문의하는 환자가 많은데, 안타깝게도 약을 먹는다고 증상이 좋아지는 것은 아니다. 이미 지나간 뇌졸중은 돌이킬 수 없으며, 증상을 호전시킬 수 있는 것은 재활 치료뿐이다.

급성기가 지난 뇌졸중 환자가 약을 먹는 이유는 순전히 재발을 예방하기 위한 목적이다. 약을 먹어도 좋아지는 것이 없다면서 중단하는 사람이 있는데, 이는 매우 위험하고 무모한 행동이다. 운 좋게 처음 경험한 뇌졸중의 후유증이 경미했다고 해서 재발했을 때도 약하게 나타나리라는 보장이 전혀 없다.

따라서 뇌졸중 약물 치료의 목표를 정확히 이해하고 무슨 일이 있어도 약을 잘 복용하는 것이 재발을 예방하는 가장 효과적인 전략이다. 공복에 약을 먹으면 절대 안 된다는 잘못된 믿음을 가진 환자가 적지 않은데, 식사를 거르더라도 뇌졸중 예방약은 복용하는 것이 유리하다.

식단 관리

뇌졸중에 특화된 식단 관리는 없다. 뇌졸중 환자는 각자 가지고 있는 고혈압, 당뇨, 고지혈증 등의 위험 인자에 맞게 식단을 조정하면 된다. 고혈압이 있는 사람은 싱겁게 먹고 국물을 섭취하지 않는 습관을 들이고, 당뇨가 있는 사람은 탄수화물 섭취를 줄이고 혈당지수가 높은 음식을 피하는 습관을 유지하며, 고지혈증이 있는 사람은 기름진 음식 섭취를 줄이는 습관을 가지면 좋을 것이다.

그러나 뇌졸중 환자에게는 이런 세세한 식단 관리 전략보다 수분을 충분히 섭취하며 식사를 거르지 않고 규칙적으로 하는 습관이 더 중요할 수 있다. 식사를 거르면 체

액량이 감소하고 심하면 탈수 상태가 되어 뇌경색의 재발을 조장할 수 있다.

일부 항혈전제는 식사와 함께 복용하도록 되어 있고, 공복에 복용하면 약효가 반감되는 경우도 있다. 따라서 뇌졸중 환자는 식단을 너무 엄격하게 제한하는 것보다 균형 잡힌 식단으로 규칙적인 식사를 하는 습관을 들이는 것이 중요하다. 단, 항응고제 중 와파린을 복용하는 환자는 과다 섭취했을 때 약효에 영향을 주는 식품들이 있으니 담당 의사와 상의해 식단을 조정하는 것이 좋다.

운동

적당한 운동은 뇌혈관을 건강하게 유지하는 데 도움이 된다. 무리하지 않는 정도의 걷기나 가벼운 조깅, 자전거 등의 유산소 운동을 매일 30분 이상 꾸준히 하는 것이 가장 좋다. 다만 편마비 등 뇌졸중 증상 때문에 거동이 불편한 환자는 의욕이 앞서 무리하게 운동하다가 넘어지지 않도록 각별히 주의해야 한다. 뇌혈관 상태에 따라서는 운동하는 것이 오히려 뇌혈류 부족을 초래해 뇌졸중을 유발하는 사례도 있어, 뇌졸중 전문가에게 적절한 운동 방법을 자문하는 것이 바람직하다. 운동 후에는 적절한 수분 보충도 잊지 말자.

✚ 효과가 입증되지 않은 영양제

유행에 따라 십수 가지 영양제를 동시에 복용하면서 뇌졸중 예방에 도움이 된다고 믿는 사람도 있는데, 시판되는 다양한 영양제는 뇌졸중 예방에 도움이 되지 않는다. 영양제 중에는 뇌졸중 예방에 필수적인 중요 약제들과 상호작용을 일으켜 뇌졸중 예방을 오히려 방해하는 경우도 있다. 한약도 마찬가지다. 비싼 돈 들여 효과가 입증되지도 않은 불필요한 영양제를 사 먹는 것보다는 병원에서 처방하는 필수 약제부터 꼼꼼히 챙기는 것이 뇌졸중 예방의 지름길이다.

Health⊕
STROKE

14 평생 뇌졸중에 걸리지 않으려면?

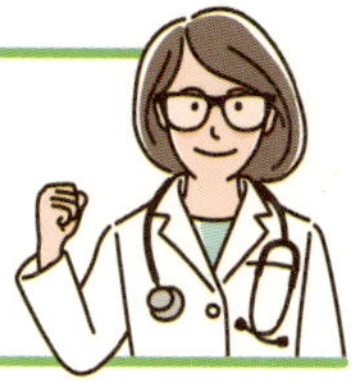

뇌졸중은 혈관 손상이 오래 축적되었을 때 나타나는 합병증이다. 뇌졸중 환자는 병이 생기기 오래전부터 고혈압, 당뇨병, 고지혈증, 흡연, 음주, 비만, 운동 부족 등 혈관 건강을 해치는 위험 요인들이 동맥경화증을 촉진해 혈관을 손상시키고 있었을 가능성이 높다.

이런 위험 요인들을 가지고 있지 않다면 뇌졸중 예방을 위해 특별히 신경 쓸 부분이 없겠지만, 위험 요인이 있다면 동맥경화증을 예방하기 위해 체중 조절, 적절한 운동, 건강한 식습관 등 좋은 생활 습관을 유지하고 혈압, 혈당, 콜레스테롤을 조절해야 한다. 혈관의 동맥경화가 이미 발생한 경우에는 적정 혈압, 혈당, 콜레스테롤 목표를 달성하기 위해 적극적인 약물 치료가 필요하다.

편안한 상태에서 혈압을 측정했을 때 140/90mmHg 이상 나오는 경우가 잦으면 고혈압을 의심해 볼 수 있다. 당뇨병은 혈액 검사에서 당화혈색소 수치가 6.5퍼센트 이상이면 당뇨병으로 진단받을 수 있다. 그리고 5.7퍼센트 이상이면 당뇨 전단계이므로 체중 조절, 운동, 식습관 개선 등 생활 습관을 바꿔야 한다. 이 단계에서 혈당을 적절히 조절하지 않으면 결국 당뇨병 단계로 진행된다.

콜레스테롤 조절은 저밀도콜레스테롤 수치를 기준으로 평가하는데, 위험 인자가 없는 건강한 성인은 저밀도콜레스테롤이 130mg/dL보다 낮으면 정상이지만 동맥경화증이나 뇌졸중 환자는 70mg/dL 미만으로 조절하도록 권고한다. 30~40대부터 이런 질환이 발현되지 않는지 정기적으로 검사받고 조기에 진단해 혈관 건강을 해치기 전에 적절히 조절하는 것이 가장 효과적인 뇌졸중 예방 전략이다.

당연히 금연과 절주도 필수다. 위험 인자를 조절하기 위해 투약을 권고할 경우 약을 먹기 시작하면 평생 먹어야 한다며 거부하는 사람도 있는데, 이는 매우 잘못된 태도다. 약을 잘 먹으면서 건강한 혈관을 유지하는 것과 약을 먹지 않다가 결국 뇌졸중이나 심근경색을 겪는 것 중 어느 쪽을 선택해야 할지는 자명하다.

경동맥 협착이 있는 환자의 경동맥초음파 소견

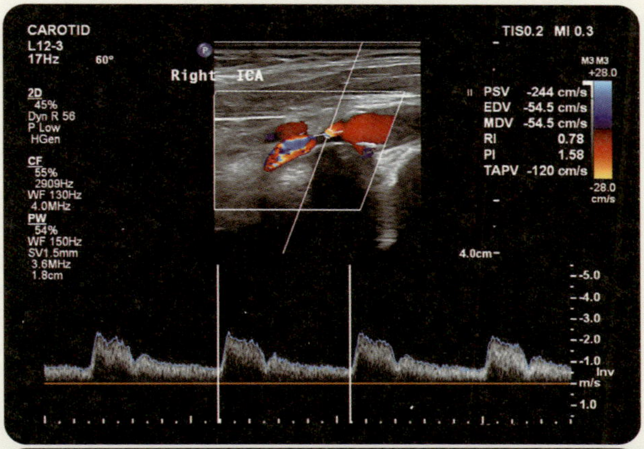

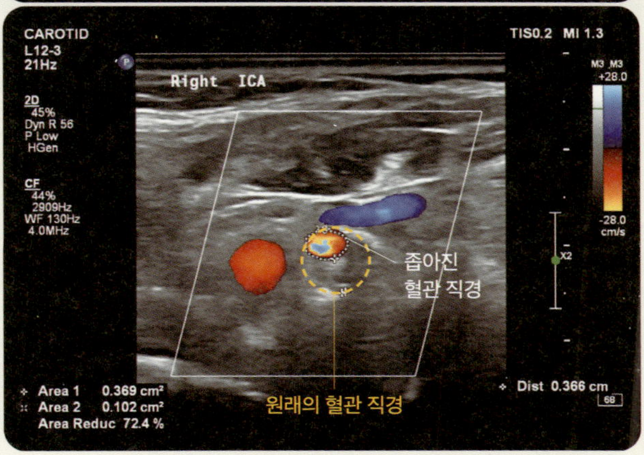

혈관 위험 인자를 적절히 관리하면서 뇌혈관 자체의 위험 요인이 있는지 미리 점검해 보는 것도 좋은 방법이다. 목에 있는 뇌혈관의 상류 지역인 경동맥을 평가하는 경동맥초음파 검사는 간편하고 정확하게 동맥경화증 여부를 확인할 수 있는 방법이다. 이는 뇌, 심장 등 전신 혈관의 동맥경화 정도를 간접적으로 반영하는 효율적인 검사다. 또한 뇌와 뇌혈관을 CT 또는 MRI로 촬영해 뇌혈관 협착이나 동맥경화 소견, 지나간 뇌졸중 병변, 그리고 뇌출혈의 주요 원인인 뇌동맥류 존재 여부 등을 평가할 수도 있다. 동맥경화증이나 뇌동맥류는 자각 증상이 없기 때문에 대부분 건강검진 때 우연히 발견되는데, 이상 소견이 확인된다면 뇌졸중 전문가와 상담해 적절한 예방 조치를 취해야 한다.

Memo

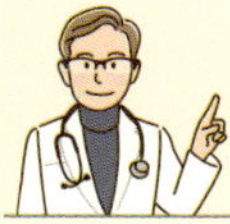

일상생활에서 뇌졸중을 감시하자

심방세동은 맥박이 불규칙하게 뛰는 부정맥의 일종으로, 심장 내부에서 생성된 혈전이 뇌혈관을 막으면서 뇌경색을 유발할 수 있다. 심방세동에 의한 뇌경색은 다른 원인에 의한 뇌경색에 비해 병변이 크고 증상이 심각해 사망하거나 후유증이 남을 가능성이 크고, 재발 위험도도 높다. 특히 심방세동은 초기 증상이 미미하거나 아예 없는 경우가 많아 스스로 위험을 인식하기 어렵다. 그러나 기술이 발전해 일상생활 중에도 뇌졸중의 주요 위험 인자 중 하나인 심방세동을 간편하게 점검할 수 있다.

심방세동을 정식으로 진단하려면 병원에서 시행하는 심전도검사가 필요하지만, 최근에는 스마트워치와 같은 '웨어러블 디바이스(wearable device)'를 통해 일상 속에서 손쉽게 부정맥을 감지할 수 있다. 부정맥 탐지 기능이 탑재된 스마트워치를 활용하면 언제든 심장 박동을 분석하고, 심방세동과 같은 부정맥이 의심되는 비정상적인 패턴 여부를 확인할 수 있다. 물론, 스마트워치에서 심방세동이 탐지되었다고 곧바로 진단이 확정되는 것은 아니므로, 반드시 병원에 방문해 심전도검사를 통해 정확한 진단을 받아야 한다. 그렇지만 스마트워치의 부정맥 탐지 기능을 잘 활용하면 일상생활에서 큰 부담 없이 수시로 부정맥을 감시할 수 있다.

자가 감시를 통해 심방세동과 같은 부정맥을 조기에 발견하면 뇌졸중이 발생하기 전에 적절한 예방 치료를 할 수 있다. 특히 평소에 심장이 두근거리거나 맥박이 불규칙하게 뛰는 느낌이 든다면, 스마트워치를 활용해 부정맥 여부를 종종 확인해 보는 것도 좋을 것이다.

15 뇌졸중도 유전될까?

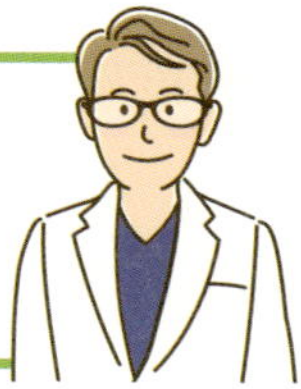

부모나 형제자매가 뇌졸중에 걸린 이력이 있다면 뇌졸중에 대한 공포가 남다를 수 있다. 뇌졸중이 유전되어 나에게도 찾아오는 것은 아닐까? 실제로 부모가 뇌졸중으로 쓰러진 후 걱정되어 뇌졸중 상담을 받으러 오는 사람이 많다. 그러나 너무 걱정하지 않아도 된다. 뇌졸중의 가족력은 무시해도 좋을 정도로 미미하다. 특히 60세 이후 발생한 뇌졸중은 가족력일 가능성이 거의 없다.

물론 뇌졸중의 가족력을 의식해야 하는 경우도 있긴 하다. 대표적으로 카다실과 모야모야병은 가족력이 강력하고 유전되기도 한다. 하지만 두 질환은 희귀질환으로 분류될 정도로 빈도가 낮다. 뇌졸중은 대부분 가족력보다 혈관 위험 인자를 얼마나 철저히 관리하고, 얼마나 건강한 생활 습관을 가지고 살아왔는가가 더 큰 영향을 미친다.

뇌졸중의 가족력이 있더라도 위험 요인을 조기에 발견하고 잘 관리하면 전혀 발생하지 않을 수 있다. 반대로 가족 중에 뇌졸중을 앓은 사람이 없다고 위험 요인을 등한시하면 이른 나이에 본인이 가족 중에서 첫 번째 뇌졸중 환자가 될 수도 있다. 뇌졸중의 가족력에 매몰되어 지나치게 걱정하거나 반대로 지나치게 건강을 자신하기보다 혈압, 혈당, 콜레스테롤, 담배, 술, 부족한 신체 활동이라는 위험 요인들을 항상 기억하고 정기검진을 받으며 철저히 관리하는 것이 뇌졸중을 예방하는 지름길이다.

뇌졸중에 대한 궁금증

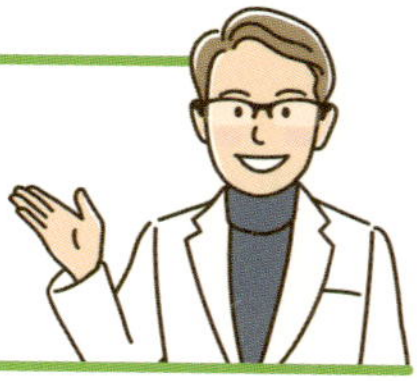

Q 뇌졸중은 어떤 병인가요?

A 뇌혈관이 갑자기 막히거나 터져 뇌로 공급되는 혈류에 장애가 생기고, 그 결과 뇌세포가 손상되면서 우리 몸을 관장하던 기능을 소실한 상태를 뇌졸중이라고 한다. 뇌졸중은 독립적인 질환이라기보다 고혈압, 당뇨병, 고지혈증, 비만 등의 혈관 위험 인자와 흡연, 음주, 부족한 신체 활동 등 좋지 않은 생활 습관에 의해 손상이 누적된 뇌혈관에 발생하는 합병증에 가깝다.

Q 뇌졸중, 뇌경색, 뇌출혈은 서로 어떻게 다른가요?

A 뇌혈관에 갑자기 문제가 발생해 뇌 손상으로 이어지는 질병을 뇌졸중이라고 통칭하는데, 뇌혈관에 어떤 문제

가 발생하는가에 따라 두 가지로 구분할 수 있다. 뇌혈관이 막히면 허혈성 뇌졸중 또는 뇌경색이라 하고, 뇌혈관이 터지면 출혈성 뇌졸중 또는 뇌출혈이라고 한다. 한마디로, 뇌경색과 뇌출혈을 합친 것이 뇌졸중이라고 이해하면 쉽다.

Q 어떤 증상이 있을 때 뇌졸중을 의심해야 하나요?

A 한쪽 팔, 다리의 힘이 약해지거나 움직이지 않는 증상, 한쪽에만 국한된 감각 저하나 저림 등의 이상 감각 증상, 발음이 어눌해지는 증상, 입꼬리를 올렸을 때 얼굴이 비대칭되거나 한쪽으로만 침이 흐르는 안면 마비 증상, 남의 말을 이해하지 못하거나 하고 싶은 말을 입 밖으로 낼 수 없는 언어 장애 증상, 한쪽 편만 안 보이는 시야 장애 증상, 한쪽 눈의 시력이 상실되는 증상 등이 발생했을 때 뇌졸중을 의심할 수 있다. 뇌졸중의 또 다른 중요한 특징은 증상이 갑자기 발생한다는 것이다. 활동 중 또는 자고 일어났는데 갑자기 위와 같은 증상이 나타난다면 반드시 뇌졸중을 의심해 봐야 한다. 반대로, 증상이 나도 모르게 어느 순간 생겨 서서히 진행된 경우는 뇌졸중과 맞지 않는다. 뇌졸중의 증상이 나타나면 몸이 이상하다고 확실히 자각할 수 있으며 생전 처음 경험하는 증상일 가능성이 높다. 많은 사람이

걱정하는 두통, 어지럼증은 대부분 뇌졸중과 거리가 멀다.

Q 뇌졸중 의심 증상이 있으면 어떻게 대처해야 하나요?

A 뇌졸중 의심 증상이 갑자기 발생하면 즉시 주변에 있는 가장 큰 병원의 응급실에 방문해야 한다. 뇌졸중의 응급치료 골든타임은 과거 3시간에서부터 최근에는 24시간까지로 늘어났는데, 골든타임 내 응급실에 도착한다고 해서 반드시 응급치료를 받는 것은 아니지만, 시간이 지나면 그 고려 대상조차 될 수 없다. 응급실에서 뇌졸중 초기 평가에 한 시간 정도 걸리고, 빨리 도착할수록 예후가 좋을 가능성이 훨씬 높기 때문에 무조건 빨리 응급실에 가는 것이 중요하다.

Q 뇌졸중 의심 증상이 발생했다가 저절로 좋아진 경우, 며칠 지켜보다가 외래로 예약해서 진료받아도 괜찮을까요?

A 뇌졸중 의심 증상이 저절로 좋아진 경우에도 지체 없이 응급실에 방문해야 한다. 뇌혈관이 막혀 증상을 유발했다가 24시간 이내에 저절로 재개통되어 증상이 모두 호전되는 것을 일과허혈발작이라고 하는데, 일과허혈발작을 경험한 환자가 적절한 치료를 받지 못하면 뇌졸중이 재발할

확률이 높다. 특히 첫 이틀간 재발이 잦으므로 증상이 좋아졌다고 진료를 미루면 매우 위험하다. 즉시 응급실에 방문해 뇌졸중 평가를 받고, 평가 결과에 따라 조기에 적절한 치료를 시작해야 한다.

Q 뇌졸중은 어떻게 치료하나요?

A 뇌졸중의 치료는 초급성기의 응급치료, 급성기의 재발 방지를 위한 치료, 급성기 종료 후 기능 회복을 위한 재활 치료, 뇌졸중 재발 예방을 위한 2차 예방 치료로 구분할 수 있다. 뇌졸중 증상이 발생한 후 재빨리 응급실에 방문해 뇌경색으로 진단받을 경우 정맥 내 혈전용해술과 동맥 내 혈전제거술 대상인지 평가받고, 시술의 이득이 부작용 발생의 위험보다 크다고 판단될 경우 응급치료를 받는다. 급성기 재발 방지를 위해서는 뇌졸중의 원인과 환자의 기저질환에 맞게 항혈전제를 선택해 투약을 시작한다. 급성기가 지나면 뇌졸중 재발이나 증상 악화 위험도도 감소하는데, 이 시기부터 약 6개월간 적극적인 재활 치료로 후유증을 극복하는 것이 가장 큰 치료 목표가 된다. 마지막으로, 뇌졸중을 한 번 경험한 사람은 재발 위험성이 높기 때문에, 뇌졸중 위험 인자를 확인하는 여러 가지 검사를 받고 그 결

과에 따라 위험 인자를 조절하는 개인별 맞춤형 예방 치료 전략을 수립해서 관리해야 한다.

Q 뇌졸중에 한 번 걸리면 다시 좋아질 수 없나요?

A 뇌졸중으로 한 번 손상된 뇌세포가 부활하는 것은 불가능하다. 그렇지만 뇌세포가 다시 살아나지 않는다는 것이 뇌졸중 증상이 좋아지지 않는다는 의미는 아니다. 일반적으로 뇌졸중 증상은 처음 발생했을 때 가장 심하고 시간이 지나면서 많이 좋아진다. 이는 뇌세포의 시냅스 가소성이라는 특징 때문이다. 뇌졸중으로 어떤 기능을 수행하던 뇌세포가 죽으면 다른 일을 하던 주변의 뇌세포들이 죽은 뇌세포의 기능을 대신하기 위해 새로운 신경 회로를 형성한다. 이 과정을 통해 이루어지는 기능 회복을 가장 효율적인 방향으로 극대화하는 것이 뇌졸중 이후 조기 재활 치료다. 뇌졸중 후 기능 회복은 처음 3개월 이내에 가장 활발하게 이루어지며, 6개월까지도 많은 회복을 기대할 수 있으나 그 후에는 회복이 지지부진한 편이다. 따라서 뇌졸중 이후 6개월까지는 최대한 적극적으로 재활 치료를 받는 것이 좋다.

Q 뇌졸중으로 입원 치료를 받고 퇴원했는데, 뇌졸중 예방약을 언제까지 먹어야 하나요?

A 뇌졸중이 한 번 발생한 사람은 남들보다 재발 위험성이 높다. 따라서 뇌졸중 이후 평생 뇌졸중 예방약을 복용해야 한다. 약을 먹어도 뇌졸중 증상에 효과가 별로 없다며 복용을 끊어서는 절대 안 된다. 약을 먹는 이유는 뇌졸중의 재발을 예방하기 위함이며, 뇌졸중 증상을 개선시키는 것은 약이 아니라 재활 치료임을 명심하자.

Q 뇌졸중 치료나 예방에 도움이 되는 건강기능식품은 어떤 것이 있나요?

A 뇌졸중에 도움이 되는 건강기능식품은 없다. 의사가 권하는 고혈압, 당뇨병, 고지혈증 약은 먹기 싫어하면서 비싼 건강기능식품은 도움이 될 거라며 잔뜩 챙겨 먹는 잘못된 믿음을 가진 사람들이 있다. 건강기능식품은 효능을 입증하지 못해 약이 되는 데 실패한 물질이다. 그러니 괜히 건강기능식품을 사느라 돈을 낭비하지 말고 병원에서 처방하는 약을 철저히 챙겨 먹는 것이 뇌졸중 예방에 상책이다.

Q 고혈압, 당뇨병, 고지혈증으로 진단받고 약을 처방받았는데, 부작용이 걱정되고 평생 약을 먹어야 하는 점이 괴롭습니다. 운동과 식단 조절로 극복할 수는 없을까요?

A 질병 초기에는 운동과 식단 개선을 시도하며 약 먹는 것을 보류할 수 있으나 생활 습관 조절로 위험 인자 조절이 잘 되지 않거나 동맥경화증이 이미 발생한 상황이라면 약을 먹어야 한다. 마치 처음 안경을 쓰는 어린아이가 슬퍼하는 것처럼 약을 먹기 시작하는 것에 거부감을 갖는 환자가 많은데, 그럴 필요가 전혀 없다. 간단한 약 복용만으로 뇌졸중 없이 건강하게 생활하는 것과 평생 약 먹는 것이 두려워서 약을 거부하다가 위험 요인이 조절되지 않고 뇌혈관이 손상되어 뇌졸중을 앓고 평생 후유증을 안고 사는 것 중 어느 쪽을 선택하는 것이 더 현명할까?

Q 술을 조금만 마시는 습관이 뇌졸중 예방에 도움이 되나요?

A 과거에 소량의 음주가 뇌경색을 예방할 수 있다는 연구들이 있어 적당한 음주가 뇌졸중 예방에 도움이 된다는 믿음이 있었다. 하지만 가능하면 술은 완전히 끊는 것이 이상적이다. 소량의 음주가 술을 마시지 않는 것에 비해 뇌경색 위험도를 낮춰 주지 않는다. 게다가 술은 뇌출혈의 강력

한 위험 인자다. 한 가지 덧붙이자면, 술을 조금만 마시겠다고 하는 사람 중에서 과음하지 않고 정말로 조금만 마시는 사람은 거의 없다.

Q 부모님이 뇌졸중으로 쓰러져 저도 뇌졸중에 걸릴까 봐 걱정됩니다. 뇌졸중도 유전되나요?

A 부모님이 매우 젊은 나이에 뇌졸중을 경험했거나 카다실, 모야모야병 등으로 진단되어 가족 검사를 권유받은 것이 아니라면 뇌졸중의 가족력은 무시해도 좋을 정도다. 가족력을 신경 쓰기보다 건강한 생활 습관을 유지하고 혈관 위험 요인을 정기적으로 점검하고 조기에 발견해 적극적으로 치료받는다면 걱정하지 않아도 된다.

Q 뇌졸중을 예방하려면 식단 조절을 어떻게 하는 것이 좋을까요?

A 고혈압, 당뇨병, 고지혈증이 있다면 싱겁게 먹기, 탄수화물 섭취 제한하기, 기름진 음식 줄이기 등의 식단 조절이 도움은 되겠지만, 뇌졸중에 특화된 식단은 존재하지 않는다. 식단을 너무 세세하게 조절하려고 애쓰기보다 균형 잡힌 식단을 규칙적으로 유지하는 것이 중요하며, 식사를 거

르지 않고 수분을 충분히 섭취하는 것이 좋다.

Q 뇌졸중 예방을 위해 뇌 MRI 검사를 받는 것이 도움이 될까요? 그리고 얼마나 자주 검사해야 하나요?

A 증상이 없다면 뇌 MRI 검사가 필요 없지만 무증상인 뇌혈관의 동맥경화나 뇌동맥류를 조기에 발견해 도움을 받는 경우도 간혹 있다. 다만 뇌 MRI는 비용이 비싸기 때문에 스스로 생각하는 검사 비용 대비 효용을 잘 따져 봐야 한다. 50세가 넘었고 비용 대비 가치가 있다고 판단될 경우에는 뇌 MRI를 한 번쯤 해보는 것도 나쁘지 않다. 이상이 발견되지 않는다면 검사를 또 받을 필요는 없다.